普通高等教育医学类专业应用型教材

人体机能学实验教程与学习指导

主　编　方欢乐　孟婷婷

副主编　马怀芬　李晓明　赵　铭

编　委（按姓氏笔画排序）

马怀芬　西安培华学院

方欢乐　西安培华学院

龙凯花　陕西省中医药研究院

冯　洁　西安培华学院

负　洁　西安培华学院

李晓明　西安培华学院

陈健康　空军军医大学

孟婷婷　西安培华学院

赵　铭　西安交通大学

胡晓佳　西安培华学院

侯亚妮　西安培华学院

侯敏娜　陕西国际商贸学院

高祎凡　西安培华学院

常翠翠　西安培华学院

西安交通大学出版社

XI'AN JIAOTONG UNIVERSITY PRESS

图书在版编目(CIP)数据

人体机能学实验教程与学习指导 / 方欢乐，孟婷婷主编 . —西安：
西安交通大学出版社，2023.4

ISBN 978 - 7 - 5693 - 3143 - 1

Ⅰ. ①人… Ⅱ. ①方… ②孟… Ⅲ. ①人体生理学-实验-教材
Ⅳ. ①R33 - 33

中国国家版本馆 CIP 数据核字(2023)第 046597 号

书 名	人体机能学实验教程与学习指导
主 编	方欢乐 孟婷婷
责任编辑	张永利
责任校对	郭泉泉

出版发行 西安交通大学出版社
 　　　　（西安市兴庆南路 1 号　邮政编码 710048）
网　　址 http：//www. xjtupress. com
电　　话 （029）82668357　82667874（市场营销中心）
 　　　　（029）82668315（总编办）
传　　真 （029）82668280
印　　刷 西安五星印刷有限公司

开　　本 787mm×1092mm　1/16　印张 11.25　字数 229 千字
版次印次 2023 年 4 月第 1 版　　2023 年 4 月第 1 次印刷
书　　号 ISBN 978 - 7 - 5693 - 3143 - 1
定　　价 45.00 元

前　　言

党的二十大报告明确提出要加强基础学科建设。人体机能学实验是一门研究生物体正常功能、疾病发生机制和药物作用规律的实验课程，是随着医学教育的改革，尤其是实验教学改革的深入逐步建立起来的。它不但蕴含了生理学、药理学和病理生理学实验课程的核心内容，而且更加强调学科之间的交叉融合，注重新技术的应用及学生创新能力的培养。本课程的教学特点是以学生操作为主，辅以适当的讲解、引导，通过系统介绍机能学的实验原理与方法，结合机能学相关的重要理论，进行系统的整体、离体器官的实验。

《人体机能学实验教程与学习指导》是西安培华学院的自编教材，主要供临床医学、护理学、药学、医学检验技术等专业使用。本教材涉及实验动物、器械、仪器和常规实验操作的介绍，内容涵盖了生理学、药理学和病理生理学的学科内容，包括基础实验、设计性实验、机能创新实验项目，以及机能学实验的基本要求、基本知识和基本技能；同时，书末还整理了生理学、药理学和病理生理学的实验习题供学生练习。此外，本教材通过示范性实验教学以及虚拟仿真实验操作，向学生介绍及模拟了难度较大而先进的机能学实验技术。

本教材在编写时融入了思政教育的相关元素，可为学生提供理论联系实际、大胆实践操作和积极思考的机会，使学生尽可能掌握基础医学实验的基本规律，为发挥创造性思维提供思考和实践的空间。机能学实验可以训练医学生实验的基本技能，培养学生掌握科学的思维方法，最终实现医学生人文素养、道德能力素质以及科研创新精神综合发展，对于一个医学生来说十分重要。

教材在编写过程中得到了西安培华学院医学院机能学教研室各位老师的大力支持与帮助，也得到了学院在经费方面的支持，在此特向他们表示衷心的感谢。

由于编者水平及能力有限，因此教材中难免存在疏漏及不足，希望广大师生和读者能提出宝贵意见及建议，以便修订时进行完善。

编者
2023 年 1 月

目　　录

上篇　总　论

下篇　各　论

附篇 实验习题及参考答案

上 篇
总 论

第一部分　机能学实验概述

第一节　学习机能学实验的目的及内容

一、学习目的

机能学实验课程注重"学生为主体，教师为主导"的教与学关系，要求学生知识的学习、能力的培养和素质的提高等诸多方面有机结合。学习机能学实验的具体目的包括以下几个方面。

1. 掌握医学实验的基本理论和技能，学会使用常用仪器设备。

2. 重视实验，操作认真，观察仔细，记录精确、翔实，并能正确分析实验结果，写出规范的实验报告。

3. 养成良好的科学素养，了解科研基本知识；激励学习、探索和求知的欲望，提高其开拓、创新精神。

4. 提高独立学习、独立工作、分析问题和解决问题的能力，培养综合素质，为临床学习、工作打下较好的基础。

5. 强化医学生献身医学、吃苦耐劳和团结协作的精神。

二、学习内容

机能学实验的学习内容主要包括两部分。

1. 总论：学习机能学实验概述，包括实验目的和内容、实验室规范及安全、实验报告的书写规范、实验常用仪器设备与技术；了解实验设计及实验结果的统计学处理原则。

2. 各论：学习生理学、病理生理学、药理学常用实验，理解理论知识，掌握实验操作技术；同时，开展创新实验，供学习借鉴，通过进行综合与探索性实验，培养学生的创新能力。

第二节　实验室规范及安全

一、实验室要求

(一)实验课前要求

1. 着装整齐：学生需着实验服。护理学专业学生还必须佩戴护士帽，并保证衣扣整齐，方可进入实验室。

2. 学生必须携带教材及实验报告，尽量随堂完成报告撰写。

3. 进入实验室后须按学号就座。

（二）实验课中要求

1. 上课期间严禁玩手机。

2. 实验桌面不能有杂物（如水杯、不相关的书本及书包等）。

3. 认真完成每一项实验，不浪费实验耗材。

4. 如有仪器设备损坏，应按各实验室赔偿要求进行赔偿。

（三）实验课后要求

1. 须将仪器设备摆放整齐，并将桌椅、板凳放回原位，及时清理垃圾。

2. 值日生：必须将桌面、台面擦干净，扫地，拖地，拖布必须涮洗干净后放归原位。

3. 实验室垃圾筐应及时清理。

4. 检查水、电、卫生合格后，方可锁门。

二、实验室安全

实验室安全防护工作非常重要，管理者、教师和学生应该高度重视，做到安全第一、预防为主。

1. 进入实验室前须穿好实验服，应熟悉实验室及周围环境，如水阀、电闸、气阀、安全门的位置，灭火器及室外水源的位置。在实验进行过程中，实验人员不得随意离开岗位，要密切注意实验的进展情况。离开实验室时，应检查并关闭门、窗、水、电、气后方可离开。

2. 易燃、易爆、剧毒化学试剂和高压气瓶要严格按有关规定领用、存放和保管。

3. 做实验时，应保持室内空气流通；加热易挥发有害液体、使用易产生严重异味或做易污染环境的实验时，应在通风橱内进行。

4. 开启高压气瓶时，操作者须站在气瓶出气口的侧面，应使气瓶直立，缓慢旋开瓶阀；气体必须经减压阀减压，不得直接放气；使用易燃、易爆、有毒气体时，应保证良好的通风换气，由专人负责使用和维护；气瓶内气体不得全部用尽，要剩余压力不低于 0.05MPa 的气体。

5. 使用浓酸、浓碱时，应小心操作，防止溅出；用移液管量取这些试剂时，必须使用洗耳球，绝对不能用口吸取；若不慎溅在实验台上或地面上，应及时用湿抹布擦洗干净（注意戴防护手套）；如果触及皮肤，应立即治疗。

6. 使用可燃物特别是易燃物（如乙醚、丙酮、乙醇、苯、金属钠等）时，应特别小心，注意远离火源。对于低沸点的有机溶剂，不得将其在火上直接加热，只能在水浴上利用回流冷凝管加热或蒸馏。

7. 使用电器设备（如烘箱、恒温水浴、离心机、电炉等）时，应严防触电；不要在通电时用湿手和物体接触电器或电插销。实验结束后，应将电器的电源切断。

8. 高压灭菌锅、蒸馏水器等必须小心使用，若发现有问题，应停止操作，待检查并修复正常后，再进行实验。需要循环冷却水的实验，要随时监测实验进行过程，人不能随意离开，以免因减压或停水而发生爆炸和起火事故。

9. 实验用到的各种菌株、转基因材料等必须妥善保管，需遗弃时，须按照规定进行灭菌等处理。

10. 带有放射性的原料必须有专职人员在专门的实验室进行管理、使用，其他人不得接触或靠近。

11. 实验所产生的废液、废物应按有机、无机和剧毒等分类收集存放，按规定统一处理，严禁将其倒入下水道。

12. 实验用试剂不得入口，严禁在实验室内吸烟或饮食；实验结束后，要细心洗手。

此外，实验室还应配备发生突发事件时的安全防护器材，具体包括：①灭火设施，如灭火器、灭火毯、灭火沙和消防龙头；②淋浴器、洗眼器；③医药箱。一旦发生人员严重受伤，需拨打"120"呼叫救护车，在救护车到达之前，可对受伤人员进行合理的施救。

第三节　实验报告的书写规范

实验报告是对实验工作整理后写出的简单扼要的书面总结。整理实验结果和撰写实验报告是做完实验后最基本的工作。撰写实验报告的过程是学生运用所学过的医学基本理论对实验结果进行综合分析、逻辑思维上升为理论的过程，也是锻炼学生科学思维、独立分析和解决问题以及准确地进行科学表达的过程。撰写实验报告，还可以使学生学习和掌握图表绘制、数据处理、文献资料查阅的基本方法，并利用实验资料和文献资料对实验结果进行科学的分析和总结，提高学生分析、综合、概括问题的能力。

实验报告的内容和格式主要包括以下几个方面。

1. 实验名称：即题目，是实验报告中心思想和主要内容的高度概括。学生实验报告可用实验教材上的题目，也可根据实验内容和结果拟定题目。

2. 报告人及时间：需注明实验报告者的姓名、年级、专业、班级、学号，以及实验日期。

3. 实验目的和原理：①实验目的主要说明通过实验要验证的有关科学理论，验证某些结论所要达到的预期结果，或者是实验的追求目标。②实验原理是实验的理论依据和思路，只有明确实验的原理，才能真正掌握实验的关键及操作的要点。

4. 实验材料和方法：扼要写明实验所用的材料、方法和实验操作程序等各项实验条件。材料和方法也可写成提要形式，举例如下。

（1）实验材料：成年健康 SD 大鼠 24 只（雌雄各半、体态均等）；氢氧化铝凝胶、西咪替丁注射液、生理盐水、无水乙醇、HE 染色试剂；天平、注射器、显微镜、灌胃器、激光多普勒血流仪。

（2）实验方法：取成年 SD 大鼠 24 只（雄性，体重 200g ± 10g），随机分为 3 组，每组 8 只，第一组使用氢氧化铝凝胶灌胃，每只 5mL；第二组皮下注射西咪替丁注射液，0.25mg/g；第三组使用生理盐水灌胃，作为对照组。再以 10mL/kg 无水乙醇或等量的生理盐水（对照组）灌胃，建立大鼠胃溃疡模型，2～3 小时后将大鼠脱臼处死。剪开大鼠的腹部，结扎贲门，取出胃并剪开，观察胃溃疡的发生情况，必要时做切片，进行 HE 染色并观察。

5. 实验结果：根据实验目的，对原始记录进行系统化、条理化的整理、归纳和统计处理。实验结果的表达一般有文字叙述、表和图。

（1）叙述式：用文字将观察到的与实验目的有关的现象客观地加以描述，描述时简明扼要，并按照一定的逻辑顺序来写。

（2）表格式：以表格形式记录实验的原始数据，能够清晰、简明地反映观察到的内容，有利于互相对比。每一个表格应说明一定的中心问题，应标明表格的标题和计量单位。

（3）简图式：以编辑标注的原始记录曲线、经过统计处理的统计图及对图的说明文字（如实验中描记的血压、呼吸等），用曲线图表示；也可取其不同的时相点，用直线图表示。

在实验报告中，叙述、表格和简图三种形式可并用：①分析与讨论，讨论是从实验和观察的结果出发，合理地综合性运用专业知识，从理论上对其进行分析、比较、阐述、推论和预测；对实验结果的各种资料、数据、现象等从理论上进行综合分析、解释和说明，重点阐明实验中出现的一般性规律与特殊性规律之间的关系。②用实验结果揭示新问题，指出结果和结论的理论意义及其对实践的指导作用与应用价值；分析实验过程中遇到的问题、差错和教训，以及同预想不一致的原因；思考有何尚待解决的方法，提出在今后的实验中须注意和改进的地方。③如果出现异常现象，应加以分析说明，了解研究的目的是否已达到。

6. 结论：即实验工作的总结概括，文字要简短，不用表和图，归纳报告中能反映事物本质规律而得出的结论，结论要与实验目的相呼应。

7. 参考文献：应当列出对实验报告有启示或帮助的参考文献。

第二部分 机能学实验常用仪器与技术

第一节 机能学实验常用仪器、手术器械与试剂

一、机能学实验常用仪器

(一)生物医学信号采集处理系统

生物医学信号采集处理系统是将传统仪器的优点与计算机的强大处理能力相结合设计而成的系统,由硬件与软件两大部分组成。硬件主要完成对各种生物电信号(如心电、肌电、神经电)与非生物电信号(如血压、张力、呼吸)的采集,并对采集到的信号进行处理、放大,进而对信号进行模/数(A/D)转换,使之进入计算机。软件主要用来对已经数字化了的生物信号进行显示、记录、存储、数据处理及打印输出,同时对系统各部分进行控制,与操作者进行人机对话。

下面以 BL-420A 生物信号采集与分析系统的使用为例进行介绍。

1. 将所需要的换能器连接到相应的接口上,开机,双击桌面图标,进入通道窗口。

2. 放大器调零:在设置命令中点击"定标",出现其子菜单;点击"调零",出现放大器调零对话框;点击增、减挡,进行各个通道的调零;点击"确定"。

3. 换能器定标:在定标子菜单中,点击"定标",出现定标对话框,按照提示进行张力或者压力信号的定标。定标分为两步:一是零定标,如果不到零位,可进行换能器的微调;二是标准压力(100mmHg)或者张力(5g)定标。两步完成后,点击"确定"。

4. 选定输入信号:有两种方法。①用菜单命令选择区中的"输入信号"命令选定实验者自己确定的信号输入方式(自由组合),比如一通道选"动物心电",二通道选"血压",三通道选"心室内压"。②用菜单命令选择区中"实验项目"命令选定已确定好的实验模块,如循环实验中的血流动力学模块等。输入信号一旦选定后,可能有相应的参数设定对话框出现,根据实验要求,设定所需参数,即可进行信号的采集、记录。

5. 打印图形:可以通过文件命令区中的"打印"命令选择所需要的通道图形进行实时打印,也可以在实验后进行数据回放(反演),在图形剪辑后到图形剪辑窗口进行编辑打印。

6. 图形剪辑:按下"暂停"按钮,将实时信号或者反演信号显示在通道上,点击"图形剪辑"按钮,然后移动鼠标到需要剪辑的部位,系统自动进入剪辑窗口并粘贴图形,调整好图形位置,返回信号显示通道上进行再剪切等,最后将多次剪辑整

理好的实验图形打印出来；或拉黑所需要的图形，复制，打开一个 Word 中的文本粘贴，之后调整大小、位置并加上文字说明，打印出来。

7. 数据化处理：菜单命令选择区中的"数据处理"命令提供了 14 个常用的数据处理选择（如微分、积分、频率直方图等），选定所需要的一个内容时，会有相应的参数设置对话框出现，可根据具体的要求设定。

8. 区间测量：在"数据处理"命令中选定"区间测量"，此时波形显示暂停，移动鼠标到需要进行测量波形段的起点位，单击鼠标左键确定，出现一条垂直线（为起点线）；移动鼠标，出现另一条垂直线，再用鼠标移动直线到所需位置并固定之（为测量区的另一端）；这时，会在区间出现一水平白线，用鼠标移动白线到所需位置并固定之，区间所测量的参数均计算并显示在信息区内，按下鼠标右键，结束测量，继续数据采集与波形显示。

9. 两点测量：在"数据处理"命令中选定"两点测量"，即可对任一通道某段波形的时间值或者幅度进行测量，并显示在信息区中。①用鼠标左键单击一波形峰值，其峰值大小即可显示在信息区中，即单击测量。②用鼠标左键点击波形确定第一点的位置，移动鼠标，会有一红色直线出现，将一头固定在第一点上，另一头随鼠标移动，用以确定第二点，一旦确定后，单击鼠标左键，该红色直线固定，所测量的参数均计算并显示在信息区内，按下鼠标右键，结束测量。

（二）换能器

机能学实验中一些张力、压力、温度的变化等生理活动都是以机械能的形式表现出来的，这些生物信号只有转换成电信号，才能通过生物信号采集与分析系统进行观察、测量和记录。换能器有张力换能器、压力换能器、心音换能器、温度换能器、流量传感器、生物电引导电极等。

1. 常用换能器：包括以下 7 种。

（1）张力换能器：可将各种张力的机械能转换成电信号，有多种规格，一般可根据被测张力大小选择合适量程的张力换能器（图 1 - 2 - 1），常用于肌肉张力、呼吸运动、液滴等信号的测量。

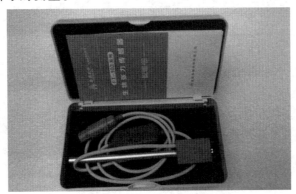

图 1 - 2 - 1 张力换能器

（2）血压换能器：一种压力换能器，可将血压转换成电信号（图1-2-2）。

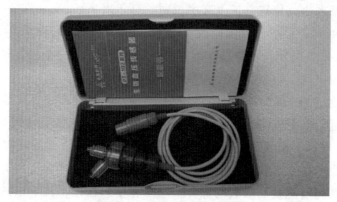

图1-2-2　血压换能器

（3）呼吸换能器：也是一种压力换能器，可将呼吸道气压转换成电信号（图1-2-3）。

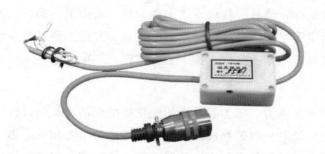

图1-2-3　呼吸换能器

（4）温度换能器：可将动物的体表温度和体内温度转换成电信号（图1-2-4）。

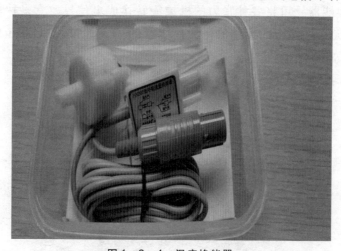

图1-2-4　温度换能器

（5）心音换能器：能够把心脏搏动时通过胸壁传递的机械振动信号转换成电信号。

（6）流量传感器：可应用光电或磁电原理将各种流体的流量转换成电信号。

（7）生物电引导电极：生物电是生物体最基本的生理现象，各种生物电位的测量都需要电极。生物电引导电极可将生物电活动产生的离子电位转换成可测量的电信号。

2. 换能器使用的注意事项：包括以下几个方面。

（1）各类换能器只针对其相应的生理学实验，不能混用。

（2）注意换能器的量程范围，超过规定量程不仅可影响实验数据的准确性，还容易导致换能器损坏。

（3）室内应保持干燥和通风良好，仪器应防止进水受潮。

（4）换能器是精密的电子元件，应避免碰撞，以防脱焊，引起断路或短路，导致仪器烧毁。

（5）实验结束后，应卸下换能器，用干纸巾将其擦拭干净，并置入专用盒或专用柜进行保管，这样可延长其使用寿命。

（三）神经屏蔽盒

神经屏蔽盒是放置神经标本的装置，主要用来屏蔽外来交流电场、静电和磁场对神经标本电活动的干扰。其内部由两个刺激电极、一个地线接口和四个引导电极构成。

二、常用的手术器械

1. 哺乳动物手术器械：包括手术刀、剪刀、止血钳、镊子、骨钳、组织钳、颅骨钻、持针器、气管插管、动脉插管、双凹夹、动脉夹、玻璃分针等。

2. 蛙类手术器械：包括蛙板、剪刀、镊子、玻璃分针、金属探针（毁髓针）、锌铜弓、蛙心插管、蛙心夹、图钉等。

三、试剂

（一）常用生理溶液的配制

1. 生理溶液的配制方法：具体如表 1 - 2 - 1、表 1 - 2 - 2 所示。

配制生理溶液时，应先将上述各种成分分别溶解后，再逐一混合，将 $CaCl_2$ 或 $NaHCO_3$ 最后加入，边搅拌边混合，以防止钙盐沉淀；待各种成分充分溶解后，再加蒸馏水至 1000mL。生理溶液最好能新鲜配制使用，或在低温中保存。配制生理溶液的蒸馏水最好能预先通入氧气。

表 1-2-1 配制生理溶液所需的基础溶液及所加量

原液成分及浓度	任氏液	乐氏液	台氏液
NaCl(28%)	32.5mL	45.6mL	40.0mL
KCl(10%)	1.4mL	4.2mL	2.0mL
CaCl(10%)	1.2mL	2.4mL	2.0mL
NaH$_2$PO$_4$(1%)	1.0mL	—	5.0mL
MgCl$_2$(5%)	—	—	2.0mL
NaHCO$_3$(5%)	4.0mL	2.0mL	20.0mL
葡萄糖	2.0g(可不加)	1.0~2.5g	1.0g
加蒸馏水至	1000mL	1000mL	1000mL

表 1-2-2 几种生理溶液中固体成分的含量

成分	任氏液 (用于两栖类)	乐氏液 (用于哺乳类)	台氏液 (用于哺乳类小肠)	生理盐水	
				两栖类	哺乳类
NaCl	6.5g	9.0g	8.0g	6.5g	9.0g
KCl	0.14g	0.42g	0.2g	—	—
CaCl$_2$	0.12g	0.24g	0.2g	—	—
NaHCO$_3$	0.2g	0.1~0.3g	1.0g	—	—
NaH$_2$PO$_4$	0.01g	—	0.05g	—	—
MgCl$_2$	—	—	0.1g	—	—
葡萄糖	2.0g(可不加)	1.0~2.5g	1.0g	—	—
加蒸馏水至	1000mL	1000mL	1000mL	1000mL	1000mL
pH	7.2	7.3~7.4	7.3~7.4	—	—

2. 生理溶液的用途：①生理盐水，即与血清等渗的 NaCl 溶液，在冷血动物，应用的浓度为 0.6%~0.65%；在温血动物，应用的浓度为 0.85%~0.9%。②任氏液，用于青蛙及其他冷血动物。③乐氏液，用于温血动物之心脏、子宫及其他离体脏器；用作灌注液者，须于用前通入氧气 15 分钟；低钙乐氏液(含无水氯化钙 0.05g)，用于离体小肠及豚鼠的离体支气管灌注。④台氏液，用于温血动物之离体小肠。

3. 常用的试剂：如 3% 乳酸、20% 氨基甲酸乙酯、酸类(油酸、盐酸、硫酸)、氢氧化钠、0.6% 酚红、班氏试剂、无水乙醇、2% 焦性锑酸等溶液。

4. 生理溶液和试剂配制的注意事项：具体如下。

(1)最好于实验开始前按比例进行配制。

(2)对于容易沉淀的试剂，应注意配制方法。

(3)配制的量应适度，用多少配多少。

(4)配制时，应注意溶液的温度和酸碱度。

第二节 医学实验动物及其操作技术

一、实验动物的准备

(一)常用医学实验动物的选择原则及种类

1. 医学实验动物的选择原则：具体如下。

(1)宜选用与人类各方面功能近似的实验动物。

(2)应选用标准化实验动物。

(3)应选用解剖、生理特点符合实验目的要求的实验动物。

(4)复制的动物模型应可靠，选择能反映人类疾病的实验动物。

2. 实验动物的种类：实验动物可分为哺乳类实验动物和蛙类动物。

(1)哺乳类实验动物：常用的有鼠类、兔类、猫科类、犬类等。

1)鼠类：按体型不同，可分为小鼠和大鼠。小鼠有繁殖周期短、温顺易得、体型小、易于饲养等特点，主要适用于动物需要量大的实验；大鼠具有抗病能力强、繁殖快、喜啃咬、性情凶猛、心血管反应敏感等特点。

2)兔类：属哺乳纲、啮齿目、兔科、草食类单胃动物，具有性情温顺、胆小等特点。家兔因易得到且易驯服，便于静脉注射和灌胃，故在机能学实验中应用广泛，常用作直接记录血压、呼吸，以及观察药物对心血管功能的影响。实验常用的兔类品种有新西兰家兔、日本大耳白兔等。

3)猫科类：属哺乳纲、食肉目、猫科动物。因猫的血压比较稳定，故监测血压反应时，猫比家兔更有优势。

4)犬类：属哺乳纲、食肉目、犬科动物。其具有喜近人，嗅、视、听觉极佳的特点。犬类的消化系统、循环系统、神经系统均较发达，且与人类极为相似。犬是记录血压、呼吸最常用的大动物，常用品种有杂种犬、比格犬等。

(2)蛙类动物：常用的有青蛙和蟾蜍。

1)青蛙：属两栖纲、无尾目动物。由于其心脏在离体的情况下也能有节律地跳动，因此常用于药物对心脏影响的实验。其坐骨神经腓肠肌标本可用来观察药物对周围神经、横纹肌或神经肌接头的作用。蛙舌及肠系膜是观察炎症反应和微循环变化的良好标本。

2)蟾蜍：比青蛙的体型大，更便于实验解剖和操作。

需要说明的是，同一类实验可选用不同的动物，如离体肠管和子宫实验可选用家兔、豚鼠、小鼠和大鼠；离体血管实验常选用蟾蜍的下肢血管和家兔耳血管，也可选用大鼠后肢血管及家兔主动脉；离体心脏实验常选用蟾蜍和家兔；在体心脏实验可选用蟾蜍、家兔、猫和犬。

（二）实验动物的分组和编号

1. 实验动物的分组：应符合随机原则，常用的分组方法有完全随机法和分层随机法。

2. 实验动物的编号：在进行动物实验时，常常需要对实验动物进行编号分组，将动物做不同的标记加以区别。标记的方法有很多，常用的编号标记方法有染色法、挂牌法和烙印法。对于家兔等较大的动物，可用特制的号码牌固定于兔耳上；对于小动物，则常用染色法。染色法是机能学实验中最常使用的方法，通常用化学试剂涂染于动物背部或四肢一定部位的皮毛上，代表一定的编号，常用于染色的化学试剂有黄色的3%~5%苦味酸溶液、咖啡色的20%硝酸银溶液、红色的0.5%中性红或品红溶液。

（1）1~10号标记法：编号的原则是先左后右、从前到后，如将动物背部的肩、腰、臀部按左、中、右分为9个区，从左到右分别标记为1~9号，第10号不作标记（图1-2-5）。

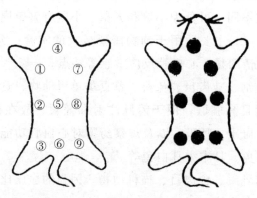

图1-2-5　大鼠、小鼠的标记法

（2）10~100号标记法：在上述1~10号标记法编号的同一部位，用各种不同颜色的化学试剂擦上斑点，就可代表相应的十位数。例如，涂上黄色的苦味酸代表1~10号，涂上红色的中性红代表11~20号，涂上咖啡色的硝酸银代表21~30号，依此类推。

（三）实验动物的捉拿与固定

掌握正确的动物捉拿与固定的方法可以防止动物因过度挣扎或受损伤而影响实验观察的效果，并可避免实验者被咬伤，从而保证实验的顺利进行。下面介绍机能学实验中常用的几种动物的捉拿与固定方法。

1. 小鼠：因性情温顺，故一般不会主动咬人，但抓取时动作也要轻缓。抓取时，先将小鼠放在粗糙物（如鼠笼）上面，用右手提起鼠尾，将小鼠轻轻向后拉，这时小鼠前肢抓住粗糙面不动，用左手的拇指和示指捏住鼠头部的皮肤和双耳（图1-2-6），用其余三指和掌心夹住鼠的背部皮肤及尾部，这样小鼠便可被完全固定在左手中，此时右手可进行注射或其他实验操作。此外，也可将小鼠固定在特制的固定器中进行操作。

2. 大鼠：捉拿及固定的方法基本与小鼠相同。由于大鼠比小鼠牙尖性猛，不易用袭击的方式抓取，因此捉拿时较难。为防大鼠在惊恐或激怒时咬伤实验者的手指，实验者应戴上棉手套或帆布手套，先用右手将鼠尾提起，放在粗糙物上，向后轻拉鼠尾，使其不动；再用左手拇、示指捏住大鼠的头颈部皮肤，用其余三指和手掌固定鼠体(图1-2-7)，使其头、颈、腹成一直线，这时右手可进行注射操作。若需进行手术操作，则应对大鼠进行麻醉并固定于手术台上。如需尾静脉取血或注射，可将大鼠放入固定盒内，或用小黑布袋装大鼠，使其只露出尾部，以便操作。

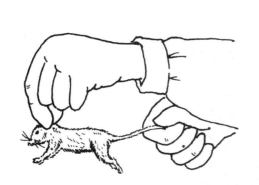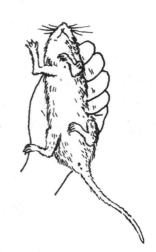

图1-2-6 小鼠的捉拿方法　　　　　图1-2-7 大鼠的捉拿方法

3. 豚鼠：因其胆小易惊、性情温和、不咬人，故抓取幼小豚鼠时只需用双手将其捧起来；对体型较大或怀孕的豚鼠，可先用手掌迅速扣住鼠背部，抓住其肩胛上方，以拇指和示指环握其颈部，并用另一只手托住其臀部(图1-2-8)。

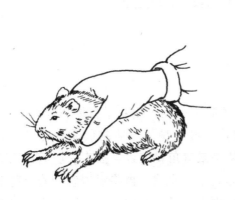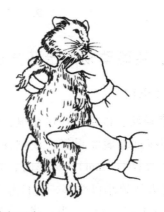

图1-2-8 豚鼠的捉拿与固定

4. **家兔：** 家兔比较驯服，故一般不会咬人，但其脚爪较尖，应避免被抓伤。抓取时，先用一只手轻轻将兔提起，再用另一只手托其臀部，使其躯干的重量大部分集中在该手上，然后按实验需要将兔固定成各种姿势（图1-2-9）。需要注意的是，抓取家兔时，不要单提其两耳，由于兔耳不能承受其全身重量，因此易造成疼痛而引起挣扎；单提兔耳、捉拿四肢、提抓腰部和背部都是不正确的抓法。

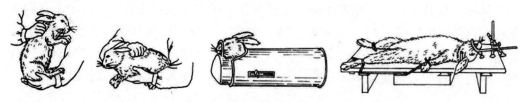

图1-2-9　家兔的捉拿与固定

5. **青蛙或蟾蜍：** 用左手握住动物，以示指和中指夹住动物的一侧前肢，用大拇指压住其另一前肢，并用右手协助，将其两后肢拉直，用左手无名指和小指将其压住并固定（图1-2-10）。需要注意的是，在抓取蟾蜍时，切勿挤压其两侧耳部突起的毒腺，以免其毒液喷出而射入实验者眼中。

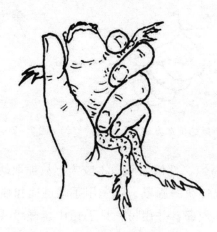

图1-2-10　蟾蜍的捉拿与固定

二、实验动物的给药方法

（一）小鼠

1. **灌胃法：** 以左手捉住小鼠，使其腹部朝上，用右手持灌胃器（以1~2mL注射器上连接细玻璃灌胃管，或把注射针头磨钝稍加弯曲制成灌胃针头，灌胃管长4~5cm，直径约1mm），操作时，先从小鼠口角将灌胃管插入口腔内，然后用灌胃管向后上方压迫小鼠头部，使口腔与食管呈一直线，再将灌胃管沿着上腭壁轻轻推入食管（图1-2-11），当推进2~3cm时，可稍感有阻力，表明灌胃管前部已到达膈肌，此时即可推进注射器进行灌胃；若注射器推注困难，应抽出重插；若误入气管给药，可使小鼠立即死亡。注药后轻轻拔出灌胃管。一般一次灌药量为 0.01 ~ 0.03 mL/g。

2. 皮下注射法：通常选择背部进行皮下注射。操作时，轻轻拉起小鼠背部皮肤，将注射针刺入皮下，并将针尖向左右摆动，易摆动说明针尖确已刺入皮下，然后注射药液（图 1 - 2 - 12）。拔针时，以手捏住针刺部位，以防止药液外漏。一般一次注射药量为 0.01 ~ 0.03 mL/g。

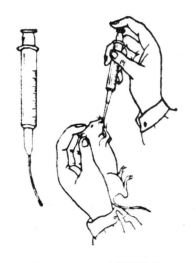 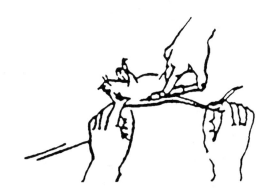

图 1 - 2 - 11　小鼠灌胃法　　　　　　　图 1 - 2 - 12　小鼠皮下注射法

3. 肌肉注射法：小鼠因肌肉较少，故很少采用肌肉注射，若有需要，可注射于股部肌肉，多选后腿上部外侧，一处注射量不超过 0.1 mL。

4. 腹腔注射法：以左手固定小鼠，使其腹部向上，注射部位应选腹部的左、右下外侧 1/4 的部位，因为此处无重要器官。用右手将注射器针头刺入皮下，沿皮下向前推进 3 ~ 5 mm，接着使针头与皮肤成 45° 刺入腹肌（图 1 - 2 - 13），继续向前推进，通过腹肌进入腹腔后会感觉到抵抗力消失，此时可注入药液，一次注射量为 0.01 ~ 0.02 mL/g。

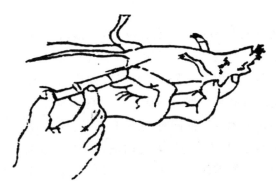

图 1 - 2 - 13　小鼠的腹腔注射法

5. 尾静脉注射法:一般采用尾静脉注射,事先将小鼠固定于筒内或铁丝罩内,或扣于烧杯内,使其尾巴露出,将其尾巴置于 45～50℃ 的温水中浸泡半分钟,或用 75% 的酒精棉球擦拭,使尾部血管充血,选择尾巴左、右侧进行静脉注射(图1－2－14)。如针头已在血管内,则推注药液应无阻力;若注射时出现隆起的白色皮丘,阻力增大,说明未注入血管,应拔出针头后重新向尾根部移动注射。注射完毕后,将鼠尾向注射部位内侧折曲进行止血。需反复静脉注射时,应尽可能从尾端开始,按次序向尾根部移动注射。一般一次注射量为 0.005～0.01mL/g。

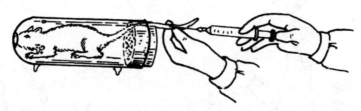

图 1－2－14　小鼠的尾静脉注射法

(二)大鼠

1. 灌胃法:用左手以捉拿固定法握住大鼠(若两人合作时,助手以左手捉住大鼠,用右手抓住其后肢和尾巴),灌胃方法与小鼠类似,采用安装在 5～10mL 注射器上的金属灌胃管(长 6～8cm,直径 1.2mm,尖端为球状的金属灌胃管)进行灌胃,一次灌药量为 0.01～0.02mL/g。

2. 皮下注射法:注射部位可选择大鼠的背部或大腿外侧。操作时,先轻轻拉起注射部位的皮肤,再将注射针刺入注射部位的皮下,一次注射药量为 0.01mL/g 左右。

3. 肌肉注射法与腹腔注射法:同小鼠的相关操作方法。

4. 静脉注射法:对于清醒大鼠,可采用尾静脉注射,方法同小鼠的相关操作;对于被麻醉的大鼠,可从舌下静脉给药,也可将大鼠腹股沟切开,从股静脉注射药物。

(三)豚鼠

1. 灌胃法:用左手拇指和示指固定豚鼠的两前肢,用其余手指握住鼠身(两人操作时,助手以左手从动物的背部把后腿伸开,并把腰部和后腿一起固定,用左手的拇指和示指捏住两前肢固定),灌胃管与灌胃方法同大鼠的相关操作;亦可采用插管灌胃法,用木制或竹制开口器把导尿管或塑料管通过开口器中央的小孔插入胃内,回抽注射器针栓,当无空气抽回时,即可注入药液。

2. 皮下注射法:注射部位多选择大腿内侧、背部、肩部等皮下脂肪少的部位,通常在大腿内侧注射,一般需两人合作,一人固定豚鼠,另一人握住侧后肢,将注射器针头与皮肤成 45° 刺入皮下,确定针头在皮下后再注射。注射完毕后,应以手指按压刺入部位片刻,以防药液外漏。

3. 肌肉注射法与腹腔注射法：同小鼠的相关操作方法。

4. 静脉注射法：注射部位可选择前肢皮下头静脉、后肢小隐静脉、耳壳静脉或雄鼠的阴茎静脉，偶尔亦可用心脏穿刺给药，一般用前肢皮下头静脉穿刺较用后肢小隐静脉成功率高，而后肢小隐静脉下部比较固定，比起明显可见但不固定的上部穿刺成功率要高；也可在胫前部将皮肤切开一小口，暴露出胫前静脉后注射，一次注射量不超过 2mL。

(四)家兔

1. 灌胃法：给家兔灌胃需要两人合作。助手就座，将家兔的躯体夹于自己的两腿之间，以左手紧握家兔双耳固定头部，用右手抓住家兔双前肢固定前身。术者将木制或竹制的开口器横放在家兔的上、下颌之间，固定于舌头之上，然后将合适的导尿管经开口器中小孔沿上腭壁慢慢插入食管 15 ~ 18cm，此时可将导尿管外口端置于一杯清水中，若无气泡逸出，说明确已插入食管，这时可用注射器注入药液（图 1 - 2 - 15），然后用少许清水冲洗导尿管。灌胃完毕后，应先捏闭导尿管外口，拔出导尿管，再取出开口器。

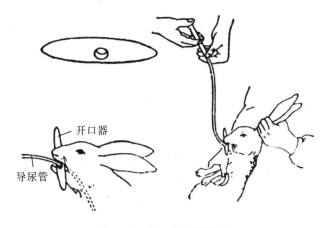

图 1 - 2 - 15 家兔灌胃法

2. 皮下注射法、肌肉注射法、腹腔注射法：基本方法与鼠类的相关操作相同，选用的针头可以大一些，给药的最大容量分别为皮下注射法 0.5mL、肌肉注射法 1.0mL、腹腔注射法 5.0mL。

3. 静脉注射法：注射部位一般选取耳缘静脉。兔耳外缘的血管为静脉，中央的血管为动脉（图 1 - 2 - 16）。操作时，先用酒精棉球涂擦耳部边缘静脉部位的皮肤，或用电灯泡烘烤兔耳使血管扩张，再以左手示指放在兔耳下将兔耳垫起，并以拇指按住耳缘部分，用右手持注射器，使针头经皮下并沿皮下向前推进少许刺入血管，注射时若无阻力或无发生局部皮肤发白隆起现象，说明针头在血管内，即可注射药液（图 1 - 2 - 17）。注射完毕后应压住针眼，拔去针头，继续压迫数分钟以止血。

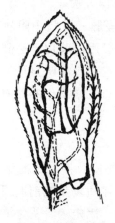
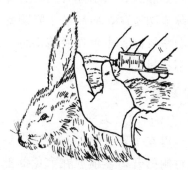

图1-2-16 兔耳缘血管分布情况　　图1-2-17 兔耳缘静脉注射法

(五)青蛙或蟾蜍

青蛙或蟾蜍皮下有多个淋巴囊(图1-2-18),对药物易吸收,但由于其皮肤无弹性,药液容易从穿刺孔逸出,因此给任何一个淋巴囊注药时均不能直接刺入。如做腹淋巴囊注射时,应将针头从股部上端刺入肌层,进入腹壁皮下淋巴囊后再注药;做胸部淋巴囊注射时,应将针头由口腔底部穿下颌肌层而达胸部皮下;做股淋巴囊注射时,应从小腿皮肤刺入,通过膝关节后达大腿部皮下。青蛙或蟾蜍的注入药液量一般为 $0.25 \sim 0.5$ mL。

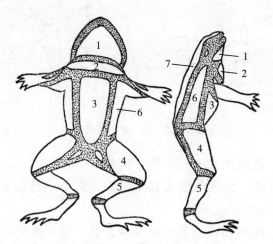

1.颌下囊;2.胸囊;3.腹囊;4.股囊;5.胫囊;6.侧囊;7.头背囊。

图1-2-18 蛙的皮下淋巴囊

三、实验动物的麻醉和取血

(一)实验动物的麻醉

麻醉是为了在实验或手术过程中减少动物的疼痛,保持其安静。麻醉药的种类繁多，作用原理不尽相同，应用时需根据动物的种类以及实验或手术的性质慎重选择。

1. 注射麻醉：包括以下5种。

（1）静脉注射麻醉：全身麻醉的一种常用方法。静脉注射没有明显的兴奋期，几乎立即生效，容易控制麻醉深度，掌握用药剂量。但需要注意的是，抽取药液后应排净注射器内的空气，以免将空气注入血管引起栓塞；注入药物的速度一般要慢；为避免发生麻醉意外（如呼吸暂停、心脏停跳甚至死亡），可先缓慢注入药物总剂量的4/5，剩下的1/5根据麻醉深度决定是否应该继续注入。注射麻醉的部位因动物种类而异：①大鼠和小鼠可取尾静脉注射。②家兔常取耳缘静脉为注射部位。③狗通常的注射部位有两个，一个是后肢外侧的小隐静脉，该静脉在胫、腓骨远端自前向后行走；另一个是前肢内侧的头静脉，其口径比小隐静脉粗，都位于皮下。为狗做注射麻醉时，先用狗头夹固定其头部，以防其咬人，然后剪毛，并用胶皮带捆绑血管的近心端，使静脉充盈，将注射针头刺入血管，回抽有血时，松带，即可注入麻醉药。

（2）腹腔注射麻醉：药物由肠系膜吸收入血，经门静脉入肝，再进入心脏，然后才能到达中枢神经系统。因此，腹腔注射麻醉作用发生慢，有一定程度的兴奋期，麻醉深度不易控制，只有静脉注射麻醉失败后才采用。

（3）皮下注射麻醉：常用的局部麻醉方法。

（4）肌肉注射麻醉：常用于鸟类，一般取胸肌注射药液。

（5）淋巴囊注射麻醉：麻醉药液易吸收，发生麻醉作用较快。在所有淋巴囊中，以腹部和头部最常用。

2. 吸入麻醉：麻醉小鼠、大鼠和家兔时，常使用乙醚吸入麻醉。操作时，先将用5～10mL乙醚浸过的脱脂棉或纱布铺于麻醉用的容器内（最好为透明容器，以利于观察），再将实验动物置于该容器内，并盖上盖子，一般20～30秒后动物会进入麻醉状态，然后将一大小合适的烧杯内放入适量的乙醚棉球后，套于实验动物的头部，再进行实验操作，可延长麻醉时间。

3. 常用的麻醉药（表1-2-3）：包括以下5种。

（1）氨基甲酸乙酯（乌拉坦）：常用于兔、狗、猫、蛙类等动物。本药易溶于水，常配成20%或25%的注射液，注射时可先快后慢，一次给药可维持4～5小时，麻醉过程较平稳，动物无明显挣扎现象，但动物苏醒慢，麻醉深度和使用剂量较难掌握。

（2）巴比妥类：最常用的是戊巴比妥钠，常配成3%～5%的注射液，此药作用发生快，持续时间达3～5小时。配制方法：取戊巴比妥钠3～5g，加入95%乙醇溶液10mL中，加温助溶（不可煮沸）后，再加入0.9%氯化钠溶液至100mL。静脉注射时，前1/3剂量可推注，后2/3剂量则应缓慢注射，并密切观察动物的肌紧张状态、呼吸变化及角膜反射。动物被麻醉后，常因麻醉药的作用以及肌肉松弛和皮肤血管扩张而使体温缓慢下降，故应设法保温，不能使动物的肛温降至37℃以下。

（3）氯醛糖：此药溶解度小，常配成1%水溶液，使用前需在50℃水浴锅中加热，令其全部溶解，但不宜直接加热，更不能煮沸，以免影响药效；加温后不宜久置，以免沉淀而失效。配制时，若加入适量硼砂，可提高其溶解度和稳定性，一般取氯醛糖1g、硼砂2g，加水至100mL即可。

（4）普鲁卡因：局部注射麻醉药。手术前，常用1%或2%水溶液注入手术部位皮下或肌肉，可阻断神经纤维的传导，提高感受器官的感觉阈值，因而使动物能够耐受手术操作。

（5）乙醚：吸入性麻醉药，可用于各种动物，尤其是时间短的手术或实验，吸入20～30秒后开始发挥作用。其麻醉的特点是麻醉深度易掌握，较安全，麻醉后苏醒快，但麻醉时有明显的兴奋现象，且对呼吸道黏膜有较强的刺激分泌作用，使黏液分泌增加，易阻塞呼吸道而发生窒息。需要注意的是，乙醚为无色、易挥发、有刺激性气味的液体，易燃烧和爆炸，在光和空气作用下，可生成乙醛或过氧化物而具有较大毒性，因此开瓶后不能久置。

表1-2-3　常用实验动物麻醉药的给药参考剂量　　　单位：mg/kg

药物名称	给药途径	狗	猫	家兔	豚鼠	大鼠	小鼠	鸟类
戊巴比妥钠	静脉	25～35	25～35	25～40	25～30	25～35	25～70	—
	腹腔	25～35	25～40	35～40	15～30	30～40	40～70	—
	肌肉	30～40	—	—	—	—	—	50～100
苯巴比妥钠	静脉	80～100	80～100	100～160	—	—	—	—
	腹腔	80～100	80～100	150～200	—	—	—	—
硫喷妥钠	静脉	20～30	20～30	30～40	20	20～50	25～35	—
	腹腔	—	50～60	60～80	—	—	—	—
氯醛糖	静脉	100	50～70	80～80	—	50	50	—
	腹腔	100	60～90	80～100	—	60	60	—
氨基甲酸乙酯（乌拉坦）	静脉	100～2000	2000	1000	1500	—	—	—
	腹腔	100～2000	2000	1000	1500	1250	1250	—
	肌肉	—	—	—	—	—	—	1250
氨基甲酸乙酯＋氯醛糖	静脉	—	—	400～500＋40～50	—	—	—	—
	腹腔	—	—	—	—	100＋10	100＋10	—
水合氯醛	静脉	100～150	100～150	50～70	—	—	—	—
	腹腔	—	—	400	400	400	—	—

4. 麻醉药的选择：理想的麻醉药应具备以下3个条件。①麻醉完善，使动物完全无痛，麻醉时间能满足实验要求。②对动物的毒性及所观察的指标影响小。③应

用方便。由于不同种属的动物对不同麻醉药的敏感性不同，各种麻醉药对动物生理功能的影响以及麻醉时间也不一样，因此选用合适的麻醉药对能否完成实验很重要。

5. 使用麻醉药的注意事项：包括以下几个方面。

（1）注意动物的个体差异：不同的动物个体对麻醉药的耐受性不同。在使用麻醉药时，必须密切注意观察动物的状态，以便决定麻醉药的用量。麻醉的深浅可根据呼吸的深度和频率、角膜反射的敏感度、四肢和腹壁肌肉的紧张性以及对疼痛的反应等指标进行判断，当上述指标明显减弱或消失时，应立即停止给药。另外，麻醉药的剂量往往与动物的种类、健康状况有关，如灰兔比大白兔抵抗力要强，妊娠兔对麻醉药的耐受量较小，如按常规剂量麻醉，往往会过量，使用时应酌减原剂量。

（2）注意给药速度：在采用静脉注射麻醉时，注射速度应缓慢，或者将药量的前一半快速注入，使其迅速度过兴奋期，药量的后一半缓慢注入，如果没有把握，最好不要给全量，麻醉稍浅，可追加药量，否则注射过快或用药过量易导致动物死亡。

（3）注意麻醉药的新鲜度：麻醉药若配制时间过久，发生絮状混浊或冷天有结晶沉淀，均不宜使用。后者经加热，结晶溶解后还可使用。

（4）注意补加麻醉药的方法：当麻醉深度不够，或动物出现挣扎、呼吸急促等反应时，可临时适当补加麻醉药，一般每次补加的剂量不宜超过注射总量的1/10～1/5。

（5）注意体重与麻醉药剂量的关系：麻醉前，一定要先称动物体重，然后严格按照参考剂量给药。

（6）注意麻醉药过量的处理：当麻醉药过量时，动物会出现呼吸慢而不规则，甚至呼吸停止、血压下降、心跳微弱或停止，此时应立即进行处理，必要时可用苏醒剂。

（二）实验动物的采血方法

实验研究中，经常要采集实验动物的血液进行常规检查或某些生物化学分析，故必须掌握常用动物血液的正确采集方法（表1-2-4、表1-2-5）。

表1-2-4　不同动物的采血部位与采血量的关系

采血量	动物品种	采血部位或方法
取少量血	大鼠、小鼠	尾静脉
	兔、狗、猫、猪、山羊、绵羊	耳静脉
	兔、大鼠、小鼠	眼底静脉丛
	兔	舌下静脉
	青蛙、蟾蜍	腹壁静脉
	鸡、鸭、鹅	冠、脚蹼皮下静脉

续表

采血量	动物品种	采血部位或方法
取中量血	狗、猴、猫	后肢外侧皮下小隐静脉
	狗、猴、猫	前肢内侧皮下头静脉
	兔	耳中央动脉
	狗、猫、兔	颈静脉
	豚鼠、大鼠、小鼠	心脏
	大鼠、小鼠	断头
	鸡、鸭、鸽、鹅	翼下静脉
	鸡、鸭、鸽、鹅	颈动脉
取大量血	狗、猴、猫、兔	股动脉、颈动脉
	狗、猴、猫、兔	心脏
	马、牛、山羊、绵羊	颈静脉
	大鼠、小鼠	摘眼球

表1-2-5　常用实验动物的最大安全采血量与最小致死采血量　　　　单位：mL

动物种类	最大安全采血量	最小致死采血量
小鼠	0.2	0.3
大鼠	1	2
豚鼠	5	10
兔	10	40
狼狗	100	500
猎狗	50	200
猴	15	60

四、实验动物的常用手术方法

(一)气管插管术

在急性实验中，为了保持实验动物的呼吸通畅，通常需做气管插管术。气管插管的具体方法：先在动物喉部下1cm处沿颈前部正中线做一适当长度的皮肤切口（兔4cm左右即可，狗可以稍长些），用止血钳将颈前正中的肌肉分向两侧，暴露出气管；再分离气管周围的结缔组织，使气管游离出来，在气管下方穿一根粗棉线，于甲状软骨下1~3cm处横切气管软骨环，然后用剪刀沿正中线向头端剪开气管约1cm长，使气管切口呈倒"T"形；之后迅速、轻巧地将气管插管向肺方向插入气管内，用事先穿好的粗棉线在切口下方将插管与气管结扎，同时将线固定于插管交叉处，以防止插管滑出；插管后，如动物突然出现呼吸急促，常提示气道内有血液或血块堵塞，应迅速拔出插管，去除堵塞物后重插。需要注意的是，实验过程中应始终保持气管插管与气管走向平行。

（二）神经和血管分离术

动物实验中，常需进行颈部神经和血管的分离。神经和血管分离的步骤如下：①按气管插管术切开动物颈前部皮肤，并分离皮下组织、肌肉。②用一手的拇指和示指捏住切口皮肤，将动脉鞘组织顶起，另一手持玻璃分针沿神经、血管的走向分离动脉鞘膜（颈总动脉、迷走神经、交感神经及减压神经位于气管外侧的动脉鞘内）。③打开动脉鞘后，捏持皮肤的手不放松，保持各组织的自然位置，以先分离细小组织后分离粗大组织的顺序，用玻璃分针依次分离出神经和血管（长度为 2～3cm），每分离出一条神经或血管，便在其下方穿一根用生理盐水湿润过的彩色丝线，以便识别和实验操作。需要注意的是，在分离过程中要耐心、仔细、动作轻柔，切不可用金属器械进行剥离或夹持，以免损伤神经或血管的结构和功能；分离时，应沿神经血管的走向进行分离；遇到血管分支时，应先结扎后再剪断，以防发生出血。

（三）动脉插管术

动物实验中，常需进行颈总动脉的插管术。颈总动脉插管术的步骤如下：①采用血管分离术分离一侧颈总动脉。②在血管下放置两根丝线，一根在血管远心端结扎，另一根置于动脉夹与结扎点之间备用。③用动脉夹在血管近心端（结扎点下方2cm处）夹闭血管。④用眼科剪在近结扎点稍下方剪一斜形切口，通常约剪开管径的一半。⑤将充满抗凝剂（如肝素生理盐水混合液）的动脉插管（动脉套管或塑料导管）插入动脉，用备用丝线结扎固定。⑥检查动脉插管与检压装置（水银检压计或压力换能器）的密闭性，在无漏液的情况下，才能放开动脉夹，使血液进入插管，即可进行相关实验操作。

（四）输尿管插管术

输尿管插管是引流尿液的方法之一，步骤如下：①将动物常规麻醉、固定、气管插管。②将动物下腹部毛发剪去，在耻骨联合上缘正中线切开皮肤4cm左右，沿腹白线剪开腹壁，暴露膀胱。③用手轻轻将膀胱拉出腹腔，反转膀胱，暴露膀胱三角，于膀胱三角辨别输尿管（注意与输精管、输卵管区别，前者直而后者弯曲），用玻璃分针将输尿管周围组织分离干净，分离出输尿管约2cm长。④于输尿管下方穿两根丝线，将近膀胱端的输尿管用一根丝线结扎，留另一根丝线备用。⑤用一手小指挑起输尿管，并用眼科剪于结扎线处剪切输尿管，呈一斜形切口，将充满生理盐水的细塑料管向肾脏方向插入输尿管内，用备用丝线结扎、固定。⑥调整、固定插管，使其与输尿管保持同一走向，防止因插管尖端翘起成夹角而影响尿液的流出。

五、实验动物的处死方法

1. 家兔：采用耳缘静脉注入空气 10～20mL（空气栓塞）、夹闭气管（窒息）、经动脉放血等方法处死。

2. 小鼠：采取断颈法处死，即术者用左手拇指、示指固定小鼠头后部，用右手捏住鼠尾，快速用力向后上方牵拉，当听到小鼠颈部发出"咔嚓"声时，会出颈椎脱位、脊髓断裂，可使小鼠瞬间死亡。

3. 大鼠：采用将大鼠的颈椎脱臼、断开脊髓的方法使大鼠死亡，即术者用左手拇指与示指用力向下按住鼠头，用右手抓住鼠尾用力向后拉，大鼠便会死亡；或者将浸有乙醚或氯仿的棉球连同大鼠一起密封于玻璃容器内，使其麻醉过量致死。

第三部分 实验设计及实验结果的统计学处理原则

第一节 实验设计的基本知识

一、实验设计的基本原则

由于机能学研究普遍存在个体差异，因此想要取得精确、可靠的实验结论，必须进行科学的实验设计，并遵循以下基本原则。

(一)重复

重复包括两方面的内容，即良好的重复稳定性(或称重现性)和足够的重复数。两者的含义既有不同，又有紧密联系。有了足够的重复数，才会取得较高的重现性；为了得到统计学所要求的重现性，必须选择相应的、适当的重复数。

统计学中的显著性检验规定的 $P < 0.05$ 及 $P < 0.01$ 反映了重现性的高低，"P"表示不能重现的概率。在已达到良好重现性的条件下，如果 P 值相同，则重复数越多的实验，其价值越小，说明实验误差波动太大，或是两药的均数相差太小。前者提示实验方法应需改进，后者提示两药药效的差别没有临床意义。可见，靠增加实验例数来提高重现性是有一定限度的。

1. 实验重复数的质量：除了重复数的数量问题外，还应重视重复数的质量问题。要尽量采用精密、准确的实验方法，以减少实验误差；同时应保证每次重复都是在同等情况下进行的，即实验的时间、地点、条件，动物的品系、批次，使用药品的厂商、批号，临床病情的构成比或动物病理模型的轻重分布应当相同。质量不高的重复，不仅浪费人力和物力，有时还会导致错误的结论。

2. 实验设计中的例数问题：实验结论的重现性与可靠性与实验例数有关，实验质量越高，误差越小，所需例数越少，但最少也不能少于"基本例数"。

实验动物的基本例数要求：①小型动物，如小鼠、大鼠、鱼类、蛙类等，计量资料每组10例，计数资料每组30例。②中型动物，如兔、豚鼠等，计量资料每组6例，计数资料每组20例。③大型动物，如犬、猫、猴、羊等，计量资料每组5例，计数资料每组10例。

(二)随机

随机指每个实验对象在接受处理(如用药、化验、分组、抽样等)时都有相等的机会，随机而定。随机可减轻主观因素的干扰，减少或避免误差，是实验设计中的重要原则之一。随机抽样的方案有以下几种。

1. 单纯随机：所有个体(患者或动物)完全按随机原则(随机数字表或抽签)抽样分配。本法虽然可做到绝对随机，但在例数不多时，往往难以保证各组中的性别、年龄、病情轻重等的构成比基本一致，在药理实验中较少应用。

2. 均衡随机：又称分层随机，一般先将易于控制且对实验影响较大的因素作为分层指标，人为地使各组在这些指标上达到均衡一致；再按随机原则，将个体分配到各组，使每组在性别、年龄、病情轻重等的构成比上基本一致。该法在药理学实验中常用，如先将同一批次的动物(种属、年龄相同)按性别分为两大组，雌、雄动物总数应相同；每大组动物再分别按体重分笼，先从体重轻的笼中逐一抓取动物，按循环分组分别放入各组的笼中，待该体重动物分配完毕后，再从体重次轻的笼中继续抓取动物进行分组，直至体重最重的笼中的动物分配完毕。

3. 均衡顺序随机：该法主要用于临床或动物病理模型的抽样分组，即对病情、性别、年龄等主要因素进行均衡处理，其他次要因素则仅做记录，不作为分组依据；先根据主要因素画一个分层表，然后根据患者就诊顺序依次按均衡的层次交替进行分组。例如，准备将病情及性别加以均衡的临床试验分组(患者总数为 22 人)，最后分组结果达到在病情及性别上的基本均衡(表 1 - 3 - 1)。

表 1 - 3 - 1 均衡顺序随机分组表

均衡层次	开始组别	按就诊顺序分层交替，分为 A、B 组	共计	
			A 组	B 组
病重男	A	1A, 2B, 3A, 4B, 5A, 6B, 11A, 13B	4	4
病重女	B	7B, 15A, 16B, 17A, 18B	2	3
病轻男	B	8B, 9A, 10B, 19A, 20B, 22A	3	3
病轻女	A	12A, 14B, 21A	2	1

(三)对照

对照是比较的基础，没有对照，就没有比较。对照组的类型很多，将在后面加以介绍。对照应符合"齐同可比"的原则，除了要研究的因素(如用药)外，对照组的其他一切条件应与给药组完全相同，这样才具有可比性。

1. 分组：包括以下 3 种。

(1)阴性对照组：即不含研究中处理因素(如用药)的对照，应产生阴性结果。

1)空白对照组：不给任何处理的对照，多用于给药前、后的对比，两组对比时较为少用。

2)假处理对照组：经过除用药外的其他一切相同处理(如麻醉、注射、手术等)，所用注射液在 pH、渗透压、溶媒等方面均与用药组相同。此法可比性好，两组对比时常用。

3）安慰剂对照组：用于临床研究，通常采用外形、气味相同但不含主药（改用乳糖或淀粉）的制剂作为对照组药物，以排除患者心理因素的影响。

（2）阳性对照组：采用已肯定疗效的药物作为对照，应产生阳性结果。如果没有阳性结果出现，说明实验方法有待改进。

1）标准品对照组：采用标准药物或典型药物作为对照，以提供对比标准，便于评定药物效价。

2）弱阳性对照组：采用疗效不够理想的传统疗法或老药作为对照，可代替安慰剂使用。

（3）实验用药组：分为以下 3 种。

1）不同剂量组：可阐明量－效关系，证明疗效确由药物引起；还可避免因剂量选择不当而错误淘汰有价值的新药。实验用药组一般采用 3 ~ 5 个剂量组，比如离体平滑肌实验组间剂量比为 10，整体脏器活动为 3.16 或 2，整体效应为 1.78 或 1.41。

2）不同制剂组：将提取的各种有效组分、不同提取部分或不同方式提取的产物同时进行药效对比，以了解哪种制剂最为有效。

3）不同组合组：用于分析药物间的相互作用，多采用正交设计法安排组合方式。

2. 对比：主要包括以下 3 种。

（1）自身对比：又称同体对比、前后对比，为同一个体用药前、后或身体左、右侧用药的对比，可大幅度减少个体差异，但要注意前、后两次机体状况是否有自然变异。

（2）配对对比：采用同种、同窝、同性别、同体重的动物，一一配对，可减少实验误差、提高实验效率，但要注意不可滥用。

（3）组间对比：药理实验中应用最广的对比，应注意非用药因素要尽可能一致，以减少误差。

下面的几种对比是对比的特殊情况。

1）交叉对比：同一个体前、后两次分别接受甲、乙两药治疗，一组动物先用甲药，后用乙药；另一组动物先用乙药，后用甲药。两次用药期间可根据实验性质休息一定时间，以避免前药对后药的影响。交叉对比在动物实验或临床研究中均可应用，主要适用于病程较长的疾病或病理模型。

2）历史对比：利用个人既往经验、过去的病历记录或历史文献资料进行对比。此法的可比性差，除癌症、狂犬病等难治性疾病外，最好不用。

3）双盲对比：主要用于临床研究，可减少医师和患者两方面的心理因素影响。实验中，患者和观察病情的医师都不知道谁是用药组、谁是对照组，只有主持研究者保留名单，以决定具体治疗措施和分析实验结果。此法为新药临床研究中必不可少的方法之一。

二、实验设计中的剂量问题

(一)安全剂量的探索

首先,用小鼠做急性毒性实验,求出最大耐受量;然后,按等效剂量的直接折算法计算出实验中所用动物的最大耐受量,取其 1/5 ~ 1/3 作为较安全的试用量。

(二)剂量递增方案

对于非致死性毒性反应较明显的药物,可先采用较小的剂量做预试,以策安全。试用后,如未出现药效,也无任何不良反应,可将药物剂量递增,每次增幅由 100% 递增至 130% 左右,直至出现明显药效或产生明显的不良反应(表1-3-2)。

表1-3-2　剂量递增表

实验次数	1	2	3	4	5	6	7	8	9	10	11	12
剂量倍数	1	2	3.3	5	7	9	12	16	21	28	38	50

(三)不同种属动物间的剂量换算

对于文献中有在其他种属动物使用剂量的药物,可通过剂量折算过渡到实验需用动物上来。以往常用的标准动物的等效剂量折算系数法简便适用,但不宜用于体重不标准的动物(表1-3-3)。

表1-3-3　不同种属标准体重动物整体(只)剂量折算系数 K

动物种属	小鼠	大鼠	豚鼠	兔	猫	猴	犬	人
小鼠(20g)	1	7.0	12.25	27.8	29.7	64.0	124	388
大鼠(200g)	0.14	1	1.74	3.9	4.2	9.2	17.8	56.0
豚鼠(400g)	0.08	0.57	1	2.25	2.4	5.2	9.2	31.5
兔(1.5kg)	0.04	0.25	0.44	1	1.08	2.4	4.5	14.2
猫(2.0kg)	0.03	0.23	0.41	0.92	1	2.2	4.1	13.0
猴(4.0kg)	0.016	0.11	0.19	0.42	0.45	1	1.9	6.1
犬(12kg)	0.008	0.06	0.10	0.22	0.23	0.52	1	3.1
人(70kg)	0.0025	0.018	0.031	0.07	0.078	0.016	0.32	1

整体(只)动物剂量: $D_B = D_A \times \dfrac{K_B}{K_A}$。

现介绍一种对任何体重动物都适用的"等效剂量直接折算法":表1-3-4列出了不同动物的千克体重剂量折算的有关系数和标准体重的整体剂量折算倍数,供计算时使用。

表 1 - 3 - 4   不同种属动物千克体重剂量折算系数

动物种属	小鼠	大鼠	豚鼠	兔	猫	猴	犬	人
剂量折算系数	1	0.71	0.62	0.37	0.30	0.32	0.21	0.11
动物体型系数 R	0.059	0.09	0.099	0.093	0.082	0.111	0.104	0.1
标准体重	0.02kg	0.2kg	0.4kg	1.5kg	2kg	4kg	12kg	70kg

标准体重动物：$D_B = D_A \times \dfrac{K_B}{K_A}$。非标准体重动物：$D_B = D_A \times \dfrac{R_B}{R_A} \times \dfrac{W_A}{W_B} \times \dfrac{1}{3}$。

三、实验设计中的预实验问题

在正式实验前，应充分重视预实验的重要性。预实验可大大提高实验的效率，避免盲目性。开展预实验对建立及改进实验方法，选择最佳实验对象、条件及指标有一定的指导意义。同时，预实验对于干扰实验的因素可有明确的了解，可提高实验的稳定性和灵敏性。

(一)实验的稳定性及其选择

实验的稳定性通常可用同一样本重复实验结果的变异系数"CV"表示：$CV = SD/\bar{x}$。

实验变异系数小于 0.05，表示稳定性好；实验变异系数大于 0.2，则表示波动太大，需改进实验方法。实验中，可利用 CV 的测定选择适当的动物模型。

(二)实验的灵敏性及其选择

用药剂量稍有变化，反应强度即出现明显差异，说明灵敏度较高。灵敏度可用因变系数"$C.C.$"表示。

$$C.C. = \left| R_1 - R_2 / \lg D_1 - \lg D_2 \right|$$

式中，R_1、R_2 为反应强度，D_1、D_2 为相应的药物剂量。

药理实验中，可利用 CV 和 $C.C.$ 的测定选择最佳的实验动物、实验脏器或实验条件。

(三)预实验的任务及预实验结果的意义

预实验中，应有计划地查明与保证正式实验成功有关的各种重要信息，如动物品种、脏器类型、实验条件、实验方法、药物用量、观察指标等。预实验所得数据是在逐步改进的过程中陆续收集的，时间差异较大，一般不宜将预实验的结果并入正式实验结果。

预实验可模拟出实验记录的内容，以保证正式实验能有条理、按顺序进行，不至于遗漏重要的观察项目，便于对结果进行统计分析。

实验记录一般包括以下内容。

1. 实验标本的条件：如动物的种类、来源、体重、性别、编号等。
2. 实验药物的情况：如药物的来源、批号、剂型、浓度、剂量及给药途径等。

3. 实验的环境条件：如实验日期、时间、温度、湿度等。

4. 实验进度、步骤及方法的详细记录。

5. 观察指标的变化情况：包括原始记录和相关描记图纸或照片。

6. 资料整理、数据统计分析及其结果。

7. 实验中存在的问题、改进措施，以及需要进一步探讨的问题。

每次实验都必须随时记录，每一阶段结束时，都要及时进行结果分析、数据整理，并画出必要的统计图表，做出结论，写出报告。

第二节　实验结果的统计学处理原则

一、计量资料的统计分析

计量资料又称量反应资料，是对每个观察对象测量某项指标的数值大小所得的资料，如动物的体重、血压、心率、尿量、平滑肌收缩幅度等。计量资料内含的信息比计数资料丰富，是药效统计分析中最常用的资料类型。

(一)总则

1. 一般用 t 检验或方差分析法进行检验。

2. 应写出各组均值、标准差及例数。

3. 不用标准误，必要时可用 95% 置信区间。

统计处理之前的注意点：①有无应舍数据，数据在 $\bar{x} \pm 3SD$ 之外者可以考虑舍弃。②有无方差不齐，可用方差齐性检验，如两组的标准差相差一倍以上时，不必检验即可判断为方差不齐。③有无明显偏态，可用正态性 D 检验，如均数两侧例数之差大于 $2\sqrt{n}$ 时，不必检验即可判断为明显偏态。④有无不定值，有 <10、>30 等不定值的资料时，不宜用均数做 t 检验，可改用中位数表达，做 Mann – Whitney 秩和检验、等级资料秩和检验或序值法检验。⑤有无时序关系，有用药前及用药后（包括各时间）的资料，应以各组用药前、后的变化值或变化率进行两组 t 检验，不宜用用药后实测值进行检验。

(二)方法的选择

1. 同批资料：分为以下两种情况。

(1)无明显偏态，选择方法如下：

$$
无明显偏态\begin{cases} 两组对比\begin{cases} 方差不齐——t\,检验 \\ 方差相齐——t\,检验 \end{cases} \\ 多组对比\begin{cases} 综合对比——方差分析 \\ 组间两两对比——t\,检验 \end{cases} \end{cases}
$$

(2)有明显偏态，或有不定值：可选择秩和检验或序值法检验。

(3)注意事项：有配对关系的用药前、后比较，只有在确知对照组用药前、后实测值无明显变化时，采用配对 t 检验才有意义，一般仍然采用两组用药前、后的变化值或变化率做组间 t 检验。

2. 多批资料：一般仍然采用方差分析和 t 检验，必要时可采用析因 t 检验。

二、计数资料的统计分析

计数资料又称质反应资料，这种资料中对每个观察对象要先按类别、性质进行划分（如阳性、阴性，痊愈、未愈等），然后清点各区中观察对象的例数，从而获得数据资料。由于阳性率是对这类资料进行统计分析的最常用指标，因此也可称之为阳性率资料。

（一）总则

1. 一般用 χ^2 检验或 U 检验。

2. 应写出各组例数、阳性例数及阳性率。

3. 药效统计中样本均不是很大，以用 $\chi^2(2 \times 2)$ 法为好。

统计处理之前的注意点：①样本是否太小。如两组总例数少于 40 且其中有数据小于 5，或数据中有 0 或 1 时，应改用精确概率法。②有无配对关系。当每一对象接受两种处理（两个疗程或左、右两侧用药），应改用配对 χ^2 检验。③有无等级关系。有等级关系的资料（如痊愈、显效、有效、无效、＋＋＋、＋＋、＋、－）应采用等级序值法或 Ridit 法检验。

（二）方法的选择

1. 两率对比：分为两种情况。

（1）无配对关系：若样本较大，选择 $\chi^2(2 \times 2)$ 法；若样本较小，则选择精确概率法。

（2）有配对关系，选择配对 χ^2 法。

2. 多率对比：分为两种情况。

（1）无等级关系：多率综合对比，选择 $\chi^2(R \times C)$ 法；组间两两对比，选择 $\chi^2(2 \times 2)$ 法。

（2）有等级关系：选择 Ridit 法或等级序值法。

3. 注意事项：具体如下。

（1）两率多组资料：应在组间两两对比。

（2）两率多院资料：应分别算出各医院的有效率，再用合适方法计算总有效率，采用加权合并 $\sqrt{\chi^2}$ 法较为严谨。

三、药效和剂量依赖关系（相关性）的统计分析

在药理学实验中，通常用剂量的对数值与药效强度做量－效关系分析。若剂量选择适当、数据近似直线关系，则可用各实测数据进行直线回归分析，写出回归方程式、回归系数及其显著性检验。

（一）直线回归及其特点

如果两个变量 x、y 有相关关系，且相关系数的显著性检验有显著性，则可以根据实验数据的各对 (x, y) 值归纳出由一个变量 x 的值推算另一个变量 y 的估计值之函数关系，找出经验公式，这就是回归分析。若相关是直线相关，且要找的经验公式是直线方程，则称为直线回归分析。直线回归分析是应用非常广泛的一种统计分析方法，呈直线关系或能直线化的函数规律的资料一般都可进行直线回归分析。

把实验资料描成散点图时，各点并不恰在一直线上，要选择一条最合适的直线作为这种函数关系的代表，就要符合回归方程算出的理论 y_e 值与各实际 y 值越接近则直线越合适的原则，于是规定 $\sum (y - y_e)^2$ 最小的直线为回归直线，也就是实验 y 值与理论 y_e 值差值的平方和最小（或各点与直线的纵距离的平方和最小）是决定回归直线的条件，这种方法称为最小二乘方或最小二乘法，其直线方程称为直线回归方程，简称回归方程。

（二）直线回归方程与回归系数

直线回归方程的通式是 $y_e = a + bx$，其中 y_e 是由 x 推算的估计值（理论值），故标为 y_e；a 是回归直线在 y 轴上的截距；b 为回归系数（由 x 推算 y 的回归系数），即回归直线的斜率，可反映 y 随 x 变化的变化率。

（三）回归与相关的关系

回归反映两变量间的依存关系，相关反映两变量间的互依关系，两者都是分析两变量间数量关系的统计方法，其实际的因果关系要靠专业知识判断，不得对实际毫无关联的事物进行回归或相关分析。

相关系数 r 与回归系数 b 的正负号一致，正值说明正比，负值说明反比，而且 b 或 r 与 0 的差异有否显著性的 t 检验是等值的，即 $t_r = t_b$。因 t_r 易算，故可用 t_r 代替 t_b 进行显著性检验，而且对任一个样本的 b 或 r 都应进行显著性检验，以便说明 x 与 y 有无直线关系。

（四）等级相关分析

如果两个变量均为随机变量，但不符合正态分布，特别是其中有率或构成比等相对数的变量，或本来就是等级变量，要研究其相关性，可用等级相关分析（Spearman 法）。

等级相关分析的方法：先将两变量从小到大分别排序，得出它们的序值，如果其中有相等的值，其序值都取其平均值，比如排序为 3、4 的两个 x 值相等，它们的序值均为 3.5；然后计算每对变量的序值之差，依次记为 d_1、d_2、d_3、$\cdots$、d_n，按下式求等级相关系数 r_s。

$$r_s = 1 - 6 \sum \frac{d^2}{N} (N^2 - 1)$$

等级相关系数 r_s 在等级相关分析中的意义与相关分析中的相关系数 r 一样，可反映两变量间是否存在相关性。

下 篇

各 论

第一部分　生理学实验

实验一　反射弧的分析

【知识导读】

机体的许多生理功能是由神经系统的活动来进行调节的。神经系统活动的基本过程是反射。反射是指在中枢神经系统参与下的机体对内、外环境刺激的规律性应答。反射活动的结构基础称为反射弧。

【实验目的】

1. 学习反射弧的结构和功能。

2. 观察反射弧结构的完整性与反射活动的关系。

【实验原理】

反射的结构基础是反射弧。反射弧包括感受器、传入神经、中枢、传出神经、效应器 5 个部分，一旦其中任一环节的解剖结构和生理完整性受到破坏，反射活动就无法实现。反射时是反射通过反射弧所用的时间，即从感受器接受刺激至机体出现反应所经历的时间。由于脊髓的功能比较简单，因此常选用捣毁脑的动物（如脊蟾蜍或脊蛙）为实验材料，以利于观察和分析。

【实验材料】

1. 实验动物：蟾蜍或蛙。

2. 实验药品：1% 硫酸溶液、2% 普鲁卡因溶液。

3. 实验器材：蛙类手术器械 1 套（毁髓针、粗剪刀、组织剪、眼科剪、圆头镊、眼科镊、金属探针、玻璃分针、蛙钉）、蛙板、双凹夹、铁支架、烧杯、橡皮筋、大头针、丝线、棉球、纱布、滤纸片、秒表、BL－420A 生物信号采集与分析系统、刺激电极等。

【实验方法及步骤】

1. 制备脊蟾蜍或脊蛙：取蟾蜍或蛙 1 只，用粗剪刀从口角连线后缘处剪去脑部，保留下颌和脊髓，即完成了脊蟾蜍或脊蛙的制备；或用探针由枕骨大孔刺入颅腔，捣毁脑组织，以制备脊蟾蜍或脊蛙。

2. 分离坐骨神经：取脊蟾蜍或脊蛙，将其仰卧位固定于蛙板上，于其右侧大腿背内侧纵向剪开皮肤，分离股二头肌和半膜肌，暴露右侧坐骨神经，在神经下穿两条丝线备用。

3. 标本和实验设备的安装：用大头针钩住脊蟾蜍或脊蛙的下颌，并用橡皮筋连接悬挂在铁支架上（图 2－1－1），将刺激电极和 BL－420A 生物信号采集与分析系统设备刺激输出孔进行连接。

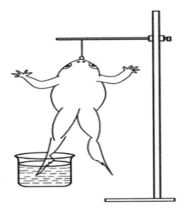

图 2-1-1 脊髓反射示意图

【观察项目】

1. 将脊蟾蜍或脊蛙右后肢的最长趾浸入盛有 1% 硫酸溶液的平皿中 3mm,并计时(以"秒"为单位),当屈反射出现时,计时停止,此为屈反射时,立即用清水冲洗受刺激的皮肤,并用纱布擦干。重复测定屈反射时 3 次,求出均值,作为右后肢最长趾的反射时。使用同样方法测定左后肢最长趾的反射时。

2. 在右后肢最长趾基部皮肤做一环形切口,然后用手术镊剥净长趾上的皮肤,将去皮长趾浸入盛有 1% 硫酸溶液的小平皿中,记录结果。

3. 将右后肢有皮肤的长趾浸入盛有 1% 硫酸溶液的平皿中,测定反射时,记录结果。

4. 取一浸有 1% 硫酸溶液的滤纸片,贴于脊蟾蜍或脊蛙右侧背部或腹部,记录擦反射或抓反射的反射时。

5. 用一细棉条包住分离出的坐骨神经,在细棉条上滴几滴 2% 普鲁卡因溶液后,每隔 2 分钟重复一次观察项目 3。

6. 当屈反射刚刚不能出现时,立即重复观察项目 4,并每隔 2 分钟重复一次观察项目 4,直至擦反射或抓反射不再出现,记录加药至屈反射消失的时间以及加药至擦反射或抓反射消失的时间,并记录反射时的变化。

7. 将左侧后肢最长趾再次浸入 0.5% 硫酸溶液中(条件不变),记录反射时有无变化;毁坏脊髓后,再重复实验,记录相应结果。

【注意事项】

1. 每次实验时,要使皮肤接触硫酸的面积不变,以保持相同的刺激强度。

2. 每次用硫酸溶液或纸片处理刺激后,应迅速用清水洗去皮肤上残存的硫酸,并用纱布擦干,以免损伤皮肤。

3. 最长趾每次浸入硫酸的时间最长不超过 10 秒。

【思考题】

1. 为什么常用脊蟾蜍或脊蛙而不用其他脊动物做脊髓反射活动实验?

2. 反射弧的基本结构有哪些？其作用是什么？

3. 怎样验证反射弧结构的生理完整性？

实验二　坐骨神经-腓肠肌标本制备

【知识导读】

静息电位是指细胞在未受刺激时（静息状态下）存在于细胞膜内、外两侧的电位差。通常把静息电位存在时细胞膜电位内负外正的状态称为极化。在静息电位的基础上，如果细胞受到一个适当的刺激，其膜电位会发生迅速的一过性的波动，这种膜电位的波动称为动作电位。

【实验目的】

1. 学习蛙类动物单毁髓与双毁髓的方法，以及生理学实验基本的组织分离技术。

2. 学习并掌握坐骨神经-腓肠肌标本及腓肠肌标本的制备方法。

3. 了解电刺激的极性法则。

【实验原理】

蟾蜍或蛙等两栖类动物的一些基本生命活动和生理功能与温血动物的相似，而其离体组织生活条件易于掌握，在任氏液的浸润下，神经-肌肉标本可较长时间保持生理活性。因此，在生理学实验中，常用蟾蜍或蛙坐骨神经-腓肠肌离体标本来观察神经-肌肉的兴奋性、兴奋过程以及骨骼肌的收缩特点等。

细胞的静息膜电位为内负外正，电刺激能改变可兴奋细胞的膜电位差。膜电位减小时，细胞去极化，细胞兴奋；膜电位增大时，细胞超极化，细胞兴奋性被抑制。当用蘸有任氏液的锌铜弓接触活组织时，可产生沿锌片—活组织—铜片流向的电流，对细胞产生刺激效应。

【实验材料】

1. 实验动物：蟾蜍或蛙。

2. 实验药品：任氏液。

3. 实验器材：蛙类手术器械1套（毁髓针、粗剪刀、组织剪、眼科剪、圆头镊、眼科镊、金属探针、玻璃分针、蛙钉）、蛙板、锌铜弓、滴管、培养皿、烧杯、手术缝合丝线、棉花、废物缸等。

【实验方法及步骤】

1. 破坏脑和脊髓：具体如下。

（1）脑的破坏方法：操作者以左手握住蟾蜍或蛙，用拇指按压其背部，并用示指将其头部前端压住，用右手持毁髓针沿正中缝从前向后滑动至有落空感时，将毁髓针垂直刺入枕骨大孔内（图2-1-2），针尖斜向前伸入颅腔并左右搅动，即可破坏脑组织；或用粗剪刀从口裂插入，沿两鼓膜后缘剪去蟾蜍或蛙的头部，直接破坏脑组织。

(2)脊髓的破坏方法:捣毁脑组织后,将毁髓针退回至枕骨大孔处,使针尖转向后方插入脊椎管并上下搅动,捣毁脊髓(图2-1-2);或将毁髓针直接刺入剪去头部的蟾蜍或蛙的脊髓中进行捣毁。

蟾蜍或蛙的四肢肌肉松弛、下颌呼吸运动消失,即说明脑和脊髓被完全破坏。

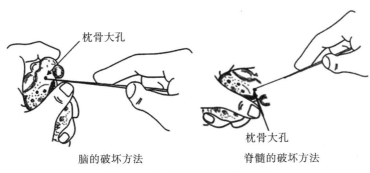

枕骨大孔

枕骨大孔

脑的破坏方法   脊髓的破坏方法

图2-1-2　脑和脊髓的损毁方法

2. 剪去躯干上部及内脏:在蟾蜍或蛙的骶髂关节水平以上1~2cm处用粗剪刀横断脊柱,剪断两侧的组织,并将头、前肢和内脏去除(图2-1-3),仅保留部分下段脊柱、后肢。

3. 剥皮:剪除肛周组织和尾骨,用左手或镊子捏住脊柱断端,用右手捏住断端边缘皮肤,向下剥掉全部后肢的皮肤。将标本放在盛有任氏液的培养皿中,随后清洗双手和器械。

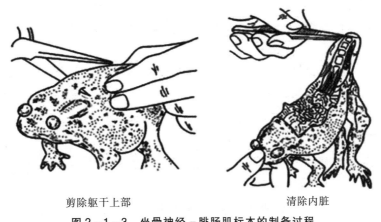

剪除躯干上部   清除内脏

图2-1-3　坐骨神经-腓肠肌标本的制备过程

4. 分离两腿:用镊子夹住脊柱将标本提起,用粗剪刀剪去骶骨后,沿中线从耻骨联合中央将标本纵向剪成两半,再次将标本浸入任氏液中。

5. 游离坐骨神经(图2-1-4):将一侧大腿上、下两端用蛙钉固定于蛙板中央,使背面向上,用玻璃分针钝性分离,在下肢股部背侧股二头肌和半膜肌之间找出腿部坐骨神经,剪断坐骨神经所有的分支,直至膝关节;然后,以粗剪刀剪下一小段与神经相连的 1 个或 2 个脊椎节段，用镊子夹住该段脊柱，提起神经，逐一剪去分支，并用剪刀剪断膝关节周围的肌腱，去除大腿全部肌肉；随后从股骨中段剪断，使附带椎骨的坐骨神经股骨段完全游离。

6. 制作坐骨神经 – 腓肠肌标本：用镊子或玻璃分针将腓肠肌与跟腱分离后穿线结扎，在结扎处的下端用粗剪刀剪断跟腱，持线提起腓肠肌，逆向分离腓肠肌至膝关节处，在膝关节以下剪去小腿其余部分，制成完整的实验标本，如图 2 – 1 – 5 所示。

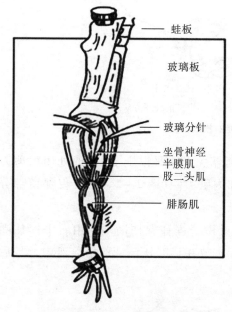

图 2 – 1 – 4　游离坐骨神经

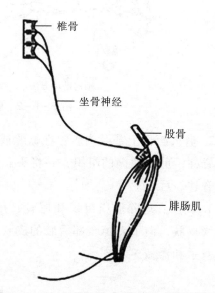

图 2 – 1 – 5　制作好的坐骨神经 – 腓肠肌标本

7. 检查标本的兴奋性：用浸过任氏液的锌铜弓轻轻接触坐骨神经标本，若与之相连的腓肠肌立即收缩，则表明标本有正常生理活性、解剖分离操作成功；之后，将标本继续放入任氏液中待用。

【注意事项】

1. 应注意避免血液污染标本，以及挤压、损伤和用力牵拉标本，不可用金属器械触碰神经干。

2. 在操作过程中，应给神经和肌肉滴加任氏液，以防止表面干燥，从而影响标本的兴奋性。

3. 标本制成后，须放在任氏液中浸泡数分钟，待标本兴奋性稳定后再开始实验，效果会较好。

【思考题】

1. 剥去皮肤的后肢能用自来水冲洗吗？为什么？

2. 若用金属器械碰压、触及或损伤神经及腓肠肌，可能会引起哪些不良后果？

3. 如何保持坐骨神经－腓肠肌标本的功能正常？

实验三 刺激强度与肌肉收缩反应的关系

【知识导读】

活的组织具有兴奋性，能接受刺激并发生反应。刺激引起机体反应需要具备3个基本条件，分别是刺激强度、刺激作用的时间和刺激强度－时间变化率。刺激必须达到一定的强度，才能引起组织或细胞的兴奋。在实际测量中，常把刺激作用的时间和刺激强度－时间变化率固定，将刚刚能引起组织细胞产生反应的最小刺激强度称为阈强度，简称阈值。

【实验目的】

观察组织反应与刺激强度之间的关系；加深对阈强度、阈刺激、阈下刺激、最适刺激等概念的理解，以及对动作电位"全或无"特点的理解。

【实验原理】

刺激强度等于阈值的刺激，称为阈刺激。随着刺激强度的增加，肌肉收缩反应也相应逐步增大，这时的刺激强度超过阈值，称为阈上刺激。当刺激强度增大至某一数值时，肌肉出现最大收缩反应，如再继续增加刺激强度，肌肉的收缩反应也将不再增大，这种能引起肌肉发生最大收缩反应的刺激称为最大刺激，即最适刺激。若刺激强度小于阈值，肌肉不会出现收缩反应，此刺激称为阈下刺激。因此，在一定范围内，骨骼肌收缩反应的大小取决于刺激强度的强弱。

【实验材料】

1. 实验动物：蟾蜍或蛙。

2. 实验药品：任氏液。

3. 实验器材：计算机、BL－420A生物信号采集与分析系统、神经标本屏蔽盒、蛙类手术器械1套（毁髓针、粗剪刀、组织剪、眼科剪、圆头镊、眼科镊、金属探针、玻璃分针、蛙钉）、蛙板、锌铜弓、滴管、培养皿、烧杯、手术缝合丝线、棉花、废物缸等。

【实验方法及步骤】

1. 破坏蟾蜍或蛙的脑和脊髓。

（1）脑的破坏方法：操作者以左手握住蟾蜍或蛙，用拇指按压其背部，并用示指将其头部前端压住，用右手持毁髓针沿正中缝从前向后滑动至有落空感时，将毁髓针垂直刺入枕骨大孔内，针尖斜向前伸入颅腔并左右搅动，即可破坏脑组织；或用粗剪刀从口裂插入，沿两鼓膜后缘剪去蟾蜍或蛙的头部，直接破坏脑组织。

（2）脊髓的破坏方法：捣毁脑组织后，将毁髓针退回至枕骨大孔处，使针尖转向后方插入脊椎管并上下搅动，捣毁脊髓；或将毁髓针直接刺入剪去头部的蟾蜍或蛙的脊髓中进行捣毁。

当蟾蜍或蛙的四肢肌肉松弛、下颌呼吸运动消失时，即说明脑和脊髓被完全破坏。

2. 蟾蜍或蛙坐骨神经－腓肠肌标本的制备与固定。

（1）将蟾蜍或蛙固定在蛙板上。

（2）用镊子夹住皮肤，从腿的底部向上剪开皮肤（已剥离的组织应避免接触蟾蜍皮肤的毒液或其他不洁物）。

（3）用玻璃分针分离出坐骨神经和腓肠肌。分离神经时，一定要用玻璃分针，不能随便用刀、剪等金属器械接触或夹持神经及骨骼肌，且不要过分牵拉神经，以免造成损伤。

（4）用棉线分别结扎坐骨神经和腓肠肌。

（5）用手术剪剪断腓肠肌。

（6）吸取任氏液，滴在腓肠肌上。

（7）将腓肠肌通过棉线与换能器连接。

（8）将坐骨神经与刺激电极相连。

3. 实验仪器的准备：打开计算机采集系统（BL－420A 生物信号采集与分析系统），连接张力传感器，输出刺激；将标本的股骨头插入肌槽电极旁的小孔内，并旋紧固定螺丝将标本固定，将腓肠肌肌腱扎线与张力传感器的应变梁相连；调节好扎线，不可过紧或过松，以使肌肉自然拉平为宜；将坐骨神经搭在肌槽的电极上。

4. 计算机采集系统的准备。

（1）在"实验项目"菜单下的"神经肌肉实验"对话框中找到"刺激强度与反应的关系"并单击，即可开始实验。

（2）实验观察：具体如下。

1）采样：先点击"开始"按钮，再点击"刺激"按钮，系统开始工作。

2）文件存盘：点击"暂停"按钮，停止采样，选中图形，粘贴到已打开的 Word 文档中打印（选中图形或打开需打印的文件，点击快捷工具栏中的"打印预览"即可打印）。

【实验结果】

当刺激电压低于阈上刺激时，神经不兴奋，肌肉也不会收缩；当刺激电压达到阈强度时，神经开始兴奋，肌纤维开始收缩；刺激强度逐渐增加，兴奋性也增强，肌肉收缩强度也相应增大。当肌纤维全部兴奋后，收缩强度达到最大（此时的刺激强度称为最大刺激强度），此时的收缩强度不再随刺激强度增加而增大。

【注意事项】

1. 应注意避免血液污染标本，以及挤压、损伤和用力牵拉标本，不可用金属器械触碰神经干。

2. 在操作过程中，应给神经和肌肉滴加任氏液，以防止表面干燥。

【思考题】

在一定的刺激强度范围内，为什么肌肉收缩的幅度会随刺激强度的增加而增大？

实验四 刺激频率与肌肉收缩反应的关系

【知识导读】

当骨骼肌受到一次短促刺激时，可发生一次动作电位，随后出现一次完整的收缩和舒张过程，这种收缩形式称为单收缩。当动作电位的频率增加到一定程度时，由前、后两个动作电位所触发的两次收缩就可能叠加起来，产生收缩总和。如果刺激的频率相对较低，后一次收缩过程叠加在前一次收缩过程的舒张期，所产生的收缩总和称为不完全强制收缩；如提高刺激频率后，后一次收缩过程叠加在前一次收缩过程的收缩期，所产生的收缩总和称为完全强直收缩。

【实验目的】

1. 熟练掌握神经－肌肉标本的制备。

2. 观察骨骼肌收缩反应的形式，分析肌肉收缩的特征。

3. 观察刺激频率对骨骼肌收缩形式的影响，了解强直收缩形成的条件。

【实验原理】

给予神经－肌肉标本一连串的电刺激，若刺激间隔大于单收缩的时程，则肌肉会出现几个分离的单收缩；若刺激间隔小于单收缩的时程而大于不应期，新刺激落在前一次收缩的舒张期所出现的强而持久的不完全强直收缩，则记录的收缩曲线呈锯齿状；若新刺激落在前一次收缩的收缩期所出现的完全强直收缩，则记录的收缩曲线平滑而连续，且无舒张期造成的痕迹。

【实验材料】

1. 实验动物：蟾蜍或蛙。

2. 实验药品：任氏液。

3. 实验器材：蛙类手术器械1套（粗剪刀、组织剪、眼科剪、圆头镊、眼科镊、毁髓针、玻璃分针、蛙钉）、蛙板、铁架台、双凹夹2个、培养皿、滴管、手术缝合丝线、BL－420A 生物信号采集与分析系统、张力换能器、电子刺激器等。

【实验方法及步骤】

1. 破坏蟾蜍或蛙的脑和脊髓。

（1）脑的破坏方法：操作者以左手握住蟾蜍或蛙，用拇指按压其背部，并用示指将其头部前端压住，用右手持毁髓针沿正中缝从前向后滑动至有落空感时，将毁髓针垂直刺入枕骨大孔内，针尖斜向前伸入颅腔并左右搅动，即可破坏脑组织；或用粗剪刀从口裂插入，沿两鼓膜后缘剪去蟾蜍或蛙的头部，直接破坏脑组织。

（2）脊髓的破坏方法：捣毁脑组织后，将毁髓针退回至枕骨大孔处，使针尖转向后方插入脊椎管并上下搅动，捣毁脊髓；或将毁髓针直接刺入剪去头部的蟾蜍或蛙的脊髓中进行捣毁。

当蟾蜍或蛙的四肢肌肉松弛、下颌呼吸运动消失时，即说明脑和脊髓被完全破坏。

2. 蟾蜍或蛙坐骨神经 – 腓肠肌标本的制备与固定。

（1）将蟾蜍或蛙固定在蛙板上。

（2）用镊子夹住皮肤，从腿的底部向上剪开皮肤（已剥离的组织应避免接触蟾蜍皮肤的毒液或其他不洁物）。

（3）用玻璃分针分离出坐骨神经和腓肠肌。分离神经时，一定要用玻璃分针，不能随便用刀、剪等金属器械接触或夹持神经及骨骼肌，且不要过分牵拉神经，以免造成损伤。

（4）用棉线分别结扎坐骨神经和腓肠肌。

（5）用手术剪剪断腓肠肌。

（6）吸取任氏液，滴在腓肠肌上。

（7）将腓肠肌通过棉线与换能器连接。

（8）将坐骨神经与刺激电极相连。

3. 实验仪器的准备：打开计算机采集系统（BL – 420A 生物信号采集与分析系统），连接张力传感器，输出刺激；将标本的股骨头插入肌槽电极旁的小孔内，并旋紧固定螺丝将标本固定，将腓肠肌肌腱扎线与张力传感器的应变梁相连；调节好扎线，不可过紧或过松，以使肌肉自然拉平为宜；将坐骨神经搭在肌槽的电极上。

4. 计算机采集系统的准备。

（1）在"实验项目"菜单下的"神经肌肉实验"对话框中找到"刺激强度与反应的关系"并单击，即可开始实验。

（2）实验观察：具体如下。

1）采样：先点击"开始"按钮，再点击"刺激"按钮，系统开始工作。

2）文件存盘：点击"暂停"按钮，停止采样，选中图形，粘贴到已打开的 Word 文档中打印（选中图形或打开需打印的文件，点击快捷工具栏中的"打印预览"即可打印）。

【实验结果】

1. 找出最大刺激强度：给予腓肠肌标本一个单一的小刺激，逐步增加刺激强度，当刚好能出现描记收缩曲线时，此时的强度即为阈强度；继续增加刺激强度，标本收缩幅度随之增大，当达到一定的刺激强度时，标本收缩幅度不再随刺激强度的增加而增大。刚能引起标本产生最大收缩幅度的刺激强度，称为最适强度，即最大刺激强度。

2. 单收缩：根据设置的刺激参数，选用最大刺激强度，调节"刺激模式"挡，将刺激频率置于单次刺激或低频连续刺激，描记独立的或连续的单收缩曲线，若低频连续刺激出现复合收缩，则调整刺激参数为单次刺激（图 2 – 1 – 6A）。

3. 不完全强直收缩：逐次增加刺激频率，可描记出收缩曲线呈锯齿状的不完全强直收缩曲线（图 2 – 1 – 6B）。

4. 完全强直收缩：继续逐次增加刺激频率，即可描记出平滑的完全强直收缩曲线(图 2 - 1 - 6C)。

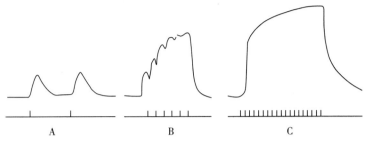

图 2 - 1 - 6　标本单收缩、不完全强直收缩和完全强直收缩曲线

【注意事项】

1. 腓肠肌标本与张力换能器之间的连接不宜过紧，但也不要太松，尽量保持标本自然下垂的状态。

2. 在实验过程中，应经常滴加少量任氏液在标本上，以保持标本湿润，使标本保持良好的兴奋性。

3. 每次连续刺激后，必须让标本有一段休息时间，以防因标本疲劳而影响组织正常的兴奋性。

4. 坐骨神经 - 腓肠肌标本中各神经纤维的兴奋性差异较大，可根据实际需要调整刺激参数。若刺激神经引起肌肉收缩不稳定时，可直接刺激腓肠肌，以便完成实验。

5. 进行每个实验项目时，必须点击"采样"，才能观察到收缩曲线。

【思考题】

1. 同一块骨骼肌的单收缩、不完全强直收缩和完全强直收缩的曲线有什么差异？为什么？

2. 不同的骨骼肌引起单收缩、不完全强直收缩和完全强直收缩的刺激强度是否相同？为什么？

3. 连续刺激神经，坐骨神经 - 腓肠肌标本会出现疲劳现象吗？为什么？

实验五　神经干动作电位的引导

【知识导读】

神经干动作电位是神经兴奋的客观标志。处于兴奋部位的膜外电位低于静息部位，当动作电位通过后，兴奋部位的膜外电位又恢复到静息时的水平，用电生理学方法可以引导并记录到此电位的变化过程。在神经干的一端给予刺激，在另一端可记录到神经干的复合动作电位。

【实验目的】

本实验的目的在于学习神经干动作电位的记录方法，加深对兴奋性和阈强度概念的了解,并初步掌握电生理仪器的使用。

【实验原理】

兴奋性是生命活动的基本特征之一,当内、外环境的变化(即刺激)作用于机体时,将引起机体或组织的功能活动改变(即产生反应),可兴奋组织对刺激的兴奋反应首先表现为电活动的变化,即产生动作电位。

神经干在受到有效刺激后,可以产生动作电位,标志着神经发生了兴奋。如果在神经干另一端引导传来的兴奋冲动,可以引导出双相的动作电位;如果在两个引导电极之间将神经麻醉或损坏,则引导出的动作电位为单相动作电位。

神经细胞的动作电位是以"全或无"方式产生的,坐骨神经干是由很多不同类型的神经纤维组成的,因此神经干的动作电位是复合动作电位。复合动作电位的幅值在一定刺激强度下是随刺激强度的变化而变化的。

本实验采用细胞外记录方法来引导神经干动作电位,根据引导方法的不同,即双极引导和单极引导,分别可引导到神经干的双相动作电位和单相动作电位。

【实验材料】

1. 实验动物:蟾蜍或蛙。

2. 实验药品:任氏液。

3. 实验器材:计算机、BL - 420A 生物信号采集与分析系统、神经标本屏蔽盒、蛙类手术器械 1 套(毁髓针、粗剪刀、组织剪、眼科剪、圆头镊、眼科镊、金属探针、玻璃分针、蛙钉)、蛙板、锌铜弓、滴管、培养皿、烧杯、手术缝合丝线、棉花、废物缸。

【实验方法及步骤】

1. 破坏蟾蜍或蛙的脑和脊髓。

(1)脑的破坏方法:操作者以左手握住蟾蜍或蛙,用拇指按压其背部,并用示指将其头部前端压住,用右手持毁髓针沿正中缝从前向后滑动至有落空感时,将毁髓针垂直刺入枕骨大孔内,针尖斜向前伸入颅腔并左右搅动,即可破坏脑组织;或用粗剪刀从口裂插入,沿两鼓膜后缘剪去蟾蜍或蛙的头部,直接破坏脑组织。

(2)脊髓的破坏方法:捣毁脑组织后,将毁髓针退回至枕骨大孔处,使针尖转向后方插入脊椎管并上下搅动,捣毁脊髓;或将毁髓针直接刺入剪去头部的蟾蜍或蛙的脊髓中进行捣毁。

当蟾蜍或蛙的四肢肌肉松弛、下颌呼吸运动消失时,即说明脑和脊髓被完全破坏。

2. 剪去躯干上部及内脏:在蟾蜍或蛙的骶髂关节水平以上 1~2cm 处用粗剪刀横断脊柱,剪断两侧的组织,并将头、前肢和内脏去除,仅保留部分下段脊柱、后肢。

3. 剥皮:剪除肛周组织和尾骨,用左手或镊子捏住脊柱断端,用右手捏住断端边缘皮肤,向下剥掉全部后肢的皮肤,然后将标本放在盛有任氏液的烧杯内清洗、浸泡。在剥离皮肤的过程中，注意不要伤及神经。

4. 标本固定：用蛙钉将肢体呈背位置于蛙板上进行固定。

5. 分离坐骨神经：具体如下。

(1)用丝线结扎坐骨神经根部。

(2)用玻璃分针分离坐骨神经腹部段，用丝线结扎坐骨神经近心端，并剪断其分支。

(3)将标本腹面朝下放置固定，用玻璃分针沿肱二头肌和半膜肌之间的坐骨神经沟分离坐骨神经，并向下分离出股神经和腓神经。在分离过程中，应注意保护神经，否则将会影响神经的兴奋性。

6. 浸泡坐骨神经：用镊子夹住神经上的丝线，将神经放入盛有任氏液的培养皿中浸泡(任氏液可以保持坐骨神经的兴奋性)，备用。

7. 记录神经动作电位：将坐骨神经置于神经干对照电位记录屏蔽盒上，分别接上刺激输出和信号输入，左边第一对为始端，向右分别接地极和两对记录电极。

8. 连接仪器：将神经屏蔽盒上的信号输入线和刺激线以及 BL-420A 生物信号采集与分析系统相应插口进行连接。

9. 完成相关操作，记录实验结果。

【注意事项】

1. 蟾蜍腓肠肌后的神经干分支较难找，可以适当剪开周围软组织进行查找。

2. 每隔一段时间，需给神经干(及未分离时的周围软组织)滴加任氏液，以便尽量保持组织的活性。

3. 分离出的神经要尽量长，以保证实验数据的完整性。

【思考题】

1. 动作电位是如何传导的？什么叫复合动作电位？

2. 双相动作电位产生的机制是什么？为什么记录到的双相动作电位的波形不对称？

实验六　血液凝固及其影响因素

【知识导读】

血液凝固是指血液由流动的液体状态变成不能流动的凝胶状态的过程，其实质为血浆中的可溶性纤维蛋白原转变成不溶性的纤维蛋白的过程。血液的凝固过程是有许多凝血因子参加的酶促反应。血浆与组织中直接参与血液凝固的物质统称为凝血因子。目前，已按国际命名法依发现的先后顺序用罗马数字编号的凝血因子有12种，即凝血因子Ⅰ～Ⅻ，其中除凝血因子Ⅲ存在于组织液中外，其余的凝血因子均存在于新鲜血浆中，故凝血因子Ⅲ又称组织因子。

【实验目的】

通过测定某些条件下的血液凝固时间，探究不同因素对血液凝固的影响。

【实验原理】

根据血液凝固过程中凝血酶原激活途径的不同，可将凝血分为内源性凝血和外源性凝血。内源性凝血是指参与血液凝固的凝血因子全部存在于血浆中；外源性凝血是指在组织因子参与下的凝血过程。本实验采用动物颈动脉放血并取血，由于血液几乎未与组织因子接触，因此该实验的凝血过程主要是内源性凝血系统的作用。肺组织浸液中含有丰富的组织因子，加入试管后可观察外源性凝血系统的作用。

【实验材料】

1. 实验动物：家兔。

2. 实验药品：20%乌拉坦溶液（氨基甲酸乙酯）、肝素溶液、2%草酸钾溶液、生理盐水、液体石蜡、肺组织浸液等。

3. 实验器材：哺乳动物类手术器械 1 套（手术刀、剪刀、血管钳、手术镊、持针器）、兔解剖手术台、照明灯、动脉插管、动脉夹、试管架、试管、小烧杯、秒表、温度计、棉花、竹签等。

【实验方法及步骤】

1. 麻醉：选取 1 只健康家兔，称重，按 5mL/kg 的剂量将 20%乌拉坦溶液由耳缘静脉缓慢注入，观察到家兔的角膜反射、呼吸和四肢肌张力减弱，说明麻醉成功。

2. 固定：将麻醉好的家兔仰卧位固定于手术台上，使其头向后仰并拉直，将头和四肢分别固定于手术台的台柱上。

3. 颈动脉插管：剪去家兔颈部手术区域的被毛，沿颈正中线从甲状软骨上 1cm 至锁骨上方做一 5～7cm 的皮肤切口，切开皮肤及皮下组织，钝性分离肌层，在气管两侧辨别并分离颈总动脉，然后进行颈动脉插管。颈动脉插管成功后，将动脉插管的体外端暂时用动脉夹夹闭，以备取血之用。

4. 准备试管并加入处理因素及血液：选择 8 支干净的试管，分别编成 1～8 号，放置于试管架上，1 号不加任何处理，于 2～8 号试管内分别加入不同的处理因素，具体见表 2－1－1；放开动脉夹，于 1～7 号试管中分别加入 2mL 血液，将多余的血液加入小烧杯中，用竹签不断搅动，直至纤维蛋白形成；取出纤维蛋白，并取 2mL 脱纤维蛋白血液加入 8 号试管中。

表 2－1－1　在试管内加入各种处理因素和血液

试管编号	处理因素	加入血液量/mL
1 号	不加任何处理（对照管）	2
2 号	整个试管内表面用液体石蜡润滑	2
3 号	放少许棉花	2
4 号	置入有冰块的小烧杯中	2
5 号	加肝素溶液 8U	2

续表

试管编号	处理因素	加入血液量/mL
6 号	加 2% 草酸钾溶液 1mL	2
7 号	加肺组织浸液 0.1mL	2
8 号	加脱纤维蛋白血液	2

【观察项目】

观察并记录粗糙面、光滑面、温度、抗凝剂、促凝剂等不同处理因素引起血液凝固时间的长短，比较分析产生差异的原因（表 2 – 1 – 2）。记录凝血时间，从每个试管加入 2mL 血液后开始计时，每隔 15 分钟倾斜一次试管，观察血液是否凝固，直至血液凝固，记录所经历的时间。

表 2 – 1 – 2 影响血液凝固的因素

影响因素	试管编号	处理因素	凝固时间
无	1 号	不加任何处理（对照管）	
光滑面	2 号	用液体石蜡润滑整个试管内表面	
粗糙面	3 号	放少许棉花	
温度	4 号	置入有冰块的小烧杯中	
抗凝剂	5 号	加肝素溶液 8U	
	6 号	加 2% 草酸钾溶液 1mL	
促凝剂	7 号	加肺组织浸液 0.1mL	
去促凝成分	8 号	加脱纤维蛋白血液	

【注意事项】

1. 实验用的试管口径应大小一致，若相差过大，会增加影响因素与试管壁的接触面积，从而影响血液的凝固时间。

2. 取血过程要快，以减少计时误差。

3. 取放试管时，不要握住试管底部，以免手的温度影响实验结果。

4. 判断凝血的标准应前后一致，以倾斜试管达 45°时试管内血液不流动为准。

5. 制备肺组织浸液时，应提前将上次实验的兔肺剪碎，洗净血液，浸泡于 3～4 倍量的生理盐水中过夜，过滤，收集滤液，即肺组织浸液，储存于冰箱中备用。

【思考题】

1. 加速、延缓和防止血液凝固的因素有哪些？

2. 本次实验中，血液凝固和不凝固的分别为哪几号试管？其产生的原因是什么？

实验七　ABO 血型鉴定及交叉配血

【知识导读】

ABO 血型是依据红细胞膜上所含特异性凝集原（抗原）进行分型的，含有 A 凝集原的称为 A 型血，含有 B 凝集原的称为 B 型血，同时含有 A 凝集原和 B 凝集原的称为 AB 型血，无 A 凝集原和 B 凝集原的称为 O 型血。在人类的血清中，含有与上述凝集原相对应的两种天然凝集素（抗体），即抗 A 凝集素和抗 B 凝集素。当凝集原和其所对应的凝集素相遇时，就会发生红细胞凝集反应。

【实验目的】

1. 观察红细胞的凝集现象。

2. 学习鉴定血型的方法，掌握 ABO 血型鉴定的原理。

【实验原理】

ABO 血型的鉴定：当红细胞膜上的凝集原和其所对应的凝集素相遇时，会发生红细胞凝集反应，通过红细胞凝集反应原理，观察有无凝集现象，从而检测受试者红细胞膜上是否含有 A 凝集原或/和 B 凝集原。

交叉配血是将受血者的红细胞及血清分别与供血者的血清和红细胞混合，观察有无凝集反应现象。交叉配血的方法采用主侧和次侧凝集试验，如果两侧均无凝集反应，称为配血相合，可以输血；如果主侧反应发生凝集现象，则绝对不能输血。由于红细胞血型物质有多种且存在不同的亚型，因此即使是同型输血，也必须常规进行交叉配血试验。

【实验材料】

1. 实验对象：人。

2. 实验药品：A 型标准血清和 B 型标准血清、生理盐水、3% 碘伏等。

3. 实验器材：显微镜、离心机、试管架、小试管、滴管、吸管、双凹玻片、采血针、无菌棉签或棉球、牙签、记号笔等。

【实验方法及步骤】

1. ABO 血型鉴定：包括玻片法和试管法。

（1）玻片法：具体如下。

1）取双凹玻片 1 块，在两侧分别标上 A 和 B，在中央标记受试者的编号。

2）用滴管取 A 型和 B 型标准血清各 1 滴，分别滴在玻片相同标记的凹面中。

3）先用 3% 碘伏消毒无名指指端，再用无菌采血针刺破指端皮肤，滴 1 滴血，溶于 1mL 生理盐水小试管中，制成 2% 红细胞悬液，用无菌棉签按压采血手指的指端，防止出血和感染。

4）用滴管吸取制备好的红细胞悬液，分别滴 1 滴于玻片两侧标记的血清上，并分别用不同的牙签混匀。

（2）试管法：具体如下。

1）取干净小试管 2 支，分别标上 A 和 B，置于试管架上；为试管架标记受试者编号。

2）用滴管取 A 型标准血清和 B 型标准血清各 1 滴，分别滴在标记好的小试管的底部，另用滴管取受试者红细胞悬液各 1 滴，分别滴在标准血清上，混匀后，于室温下静置 5 分钟，放入离心机中离心 1 分钟（1000r/min）。

2. 交叉配血：包括玻片法和试管法。

（1）玻片法：具体如下。

1）制备受血者红细胞悬液与血清：选取受血者肘部静脉，用左手两指固定穿刺部位的皮肤及静脉，以右手持注射器，使针尖斜面朝上，将针头与皮肤成 15°～30°刺入，再沿静脉近心方向潜行，然后刺入静脉，见有回血，抽取静脉血 2mL；取 1 滴静脉血，加入盛有 1mL 生理盐水的小试管中，制成红细胞悬液，将其余的静脉血注入另一支小试管中，于室温下静置凝固，用离心机析出血清备用。

2）制备供血者红细胞悬液与血清：选取供血者肘部静脉，用上述受血者同样的方法进行制备。

3）取双凹玻片 1 块，在两侧分别标上"主"和"次"，在中央标记实验编号。

4）在主侧滴加供血者红细胞悬液和受血者血清各 1 滴，在次侧滴加受血者红细胞悬液和供血者血清各 1 滴，分别用不同的竹签搅拌混匀。

（2）试管法：具体如下。

1）取干净小试管 2 支，分别标上"主"和"次"，置于试管架上；为试管架标记实验编号。

2）按玻片法加入相应的红细胞悬液和血清各 1 滴，混匀后，放入离心机离心 1 分钟（1000r/min）。

【观察项目】

1. ABO 血型凝集现象：在玻片标记 A 侧和 B 侧凹面上以及试管标记 A 管和 B 管中滴液完成后，于室温下静置 15 分钟，用肉眼观察有无凝集现象；若肉眼不易分辨时，可采用低倍显微镜观察，根据图 2-1-7 判定血型。

2. 交叉配血凝集现象：在玻片标记主侧和次侧凹面上以及试管标记主管和次管中滴液完成后，于室温下静置 15～30 分钟，用肉眼观察有无凝集现象，同样也可采用低倍显微镜进行观察。若主侧发生凝集反应，说明血型不符。交叉配血试验的方法如图 2-1-8 所示。

【注意事项】

1. 必须使用无菌针和针管进行采血，做到一人一针，不能混用；使用过的物品应立即放入污物桶，避免造成污染。

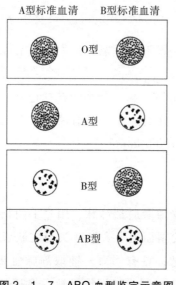

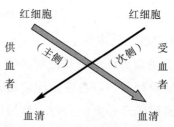

图 2 - 1 - 7　ABO 血型鉴定示意图　　图 2 - 1 - 8　交叉配血试验示意图

2. 吸取标准血清、红细胞悬液和离心血清时，应使用不同的滴管；采血后，应迅速与标准血清混匀，以防血液凝固。

3. 制备红细胞悬液时，取血液 1～2 滴，滴入 1mL 生理盐水中，控制其浓度在 2%～5%，不能过高或过低，以免出现假阴性反应。

4. 不能用同一根牙签搅拌两种血清，避免两种血液的接触。

5. 若肉眼观察不能确定是否凝集时，应在低倍显微镜下重新观察。

6. 进行交叉配血试验时，要分辨清供、受双方红细胞和血清主体，防止混淆主侧和次侧配血试验。

【思考题】

1. ABO 血型系统的分类标准是什么？还有什么血型系统吗？

2. 交叉配血试验中，为什么主侧发生凝集反应时绝对不能输血？

实验八　期前收缩与代偿间歇

【知识导读】

学习本实验前，需要先了解期前收缩和代偿间歇的区别。二者的区别详见表 2 - 1 - 3。

表 2 - 1 - 3　期前收缩和代偿间歇的区别

区别点	期前收缩	代偿间歇
概念	在心室有效不应期之后，受到一个额外有效刺激而产生兴奋所引起的收缩，称为期前收缩	继期前收缩后可能出现一段较长的心室舒张期，称为代偿间歇

续表

区别点	期前收缩	代偿间歇
产生原因	因心肌细胞动作电位复极过程中有一缓慢复极期（平台期）时间长而引起有效不应期长，但有效不应期仅占心室的收缩期及舒张早期，故可接收额外刺激而引起兴奋和收缩	心肌产生期前收缩时，兴奋性仍需经历一个有效不应期之后才能接收正常起搏点传来的刺激
产生条件	刺激必须是有效的，且刺激必须落在心室肌有效不应期之后	窦房结传来的冲动必须落在期前收缩的有效不应期之后
意义	病理状态下可能产生异位节律	保证心脏正常搏动，防止心脏产生强直收缩

【实验目的】

1. 观察蟾蜍或蛙心脏对额外刺激的反应，验证心肌兴奋后兴奋性变化的特点。

2. 学习在体蛙心搏动曲线的记录方法。

【实验原理】

心肌细胞在发生兴奋之后，膜电位会发生变化，Na^+通道经历激活、失活和复活过程，其兴奋性也会发生周期性变化，即有效不应期、相对不应期和超长期。心肌细胞有效不应期特别长，在此期中，任何强大刺激均不能引起心肌细胞兴奋而收缩；在有效不应期之后、下一次窦房结的兴奋到达之前，受到一次额外刺激，或窦房结以外传来异常兴奋，就可引起一次提前出现的收缩，称为期前收缩。当正常窦房结节律性兴奋正好落在心室期前收缩的有效不应期内时，不能引起心室兴奋和收缩，出现一次兴奋脱失，需待下次正常节律性兴奋到达时才能恢复到正常的节律性收缩，因此在期前收缩之后就会出现一个较长的心室舒张期，称为代偿间歇。图2-1-9即为心电图示意的期前收缩和代偿间歇。

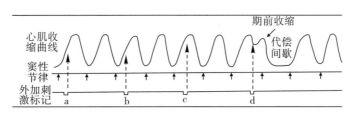

图2-1-9 心电图示意的期前收缩、代偿间歇

【实验材料】

1. 实验动物：蟾蜍或蛙。

2. 实验药品：任氏液。

3. 实验器材：蛙类手术器械1套（蛙板、毁髓针、粗剪刀、手术剪、眼科剪、2把止血钳、镊子）、玻璃分针、丝线、纱布、蛙钉（4颗）、蛙心夹、支架、双凹夹（2个）、刺激电极及刺激引导连线、张力换能器、BL-420A生物信号采集与分析

系统。

【实验方法及步骤】

1. 破坏蟾蜍或蛙的脑和脊髓。

（1）脑的破坏方法：操作者以左手握住蟾蜍或蛙，用拇指按压其背部，并用示指将其头部前端压住，用右手持毁髓针沿正中缝从前向后滑动至有落空感时，将毁髓针垂直刺入枕骨大孔内，针尖斜向前伸入颅腔并左右搅动，即可破坏脑组织；或用粗剪刀从口裂插入，沿两鼓膜后缘剪去蟾蜍或蛙的头部，直接破坏脑组织。

（2）脊髓的破坏方法：捣毁脑组织后，将毁髓针退回至枕骨大孔处，使针尖转向后方插入脊椎管并上下搅动，捣毁脊髓；或将毁髓针直接刺入剪去头部的蟾蜍或蛙的脊髓中进行捣毁。

当蟾蜍或蛙的四肢肌肉松弛、下颌呼吸运动消失时，即说明脑和脊髓被完全破坏。

2. 固定蟾蜍或蛙：用蛙钉将蟾蜍或蛙的腹部向上，固定在蛙板上。

3. 打开蟾蜍或蛙的胸腔：用手术剪剪开蟾蜍或蛙的胸腔，暴露出心脏。

4. 剪开心包膜：用眼科剪剪开蟾蜍或蛙的心包膜，彻底暴露心脏。

5. 安放蛙心夹：在心脏收缩时，将连有丝线的蛙心夹夹于心尖处。

6. 连接转换器：将蛙心夹上的丝线连至张力换能器上，记录心脏的搏动，注意不要让心脏受到过度牵拉；将刺激电极与心脏紧密接触，给予心脏外刺激。

7. 仪器连接：将转换器连接于 BL－420A 生物信号采集与分析系统，并将刺激电极连接于刺激器输出口。

8. 操作完成后，查看波形。

【注意事项】

1. 蛙心夹不宜夹住蛙心过多，以免破坏心肌，影响心室收缩功能。

2. 蛙心夹与张力换能器之间应有一定的紧张度。

3. 在实验过程中，应经常滴加任氏液，以保持心脏表面的湿润。

【思考题】

正常情况下，哺乳动物的心脏起搏点是心脏的哪一部分？为什么能控制潜在起搏点的活动？

实验九　蛙心起搏点的观察

【知识导读】

心肌组织能够在没有外来刺激的情况下自动地发生节律性兴奋的特性，称为自动节律性，简称自律性。心脏的特殊传导系统虽具有自律性，但特殊传导系统不同部位的心肌的自律性存在差别。正常情况下，由于窦房结细胞的自动节律性兴奋的频率最高，因此它产生的节律性兴奋可向外扩布，依次激动心房肌、房室交界、房室束、心室内传导组织和心室肌，引起整个心脏的节律性兴奋和收缩。

【实验目的】

1. 学习和了解蛙类动物心脏的结构特点。

2. 用加温法和结扎法观察蛙心正常起搏点、心脏兴奋传导顺序和心脏不同部位的自动节律性高低。

【实验原理】

蛙类动物的心特殊传导系统与哺乳类动物的相似，均具有自动节律性，但哺乳类动物心脏有两心房和两心室，以位于上腔静脉与右心耳之间的右心房外膜上窦房结的自律性最高，此为哺乳类动物心脏正常的起搏点，可将兴奋传到左、右心房，同时沿心房组成的"优势传导通路"传给房室交界区、房室束支、浦肯野纤维，最后到达心室内膜和外膜，引起左、右心室兴奋。而蛙类的心脏有两心房和一心室，以其背面的静脉窦为蛙类动物心脏正常的起搏点，依次将兴奋传给心房和心室。当窦房结（静脉窦）的兴奋传导受阻时，其他部位有自律性的组织可代替窦房结（静脉窦）引发心房或心室的活动，这种有自律性的其他部位称为潜在的起搏点。

【实验材料】

1. 实验动物：蟾蜍或蛙。

2. 实验药品：任氏液。

3. 实验器材：蛙类手术器械1套（粗剪刀、组织剪、眼科剪、圆头镊、眼科镊、毁髓针、玻璃分针、蛙钉）、蛙板、细线、滴管、秒表等。

【实验方法及步骤】

选取蟾蜍或蛙1只，用毁髓针破坏其脑和脊髓，并将其仰卧位固定于蛙板上；用镊子提起胸骨表面的皮肤，再用粗剪刀剪一小口，并向左、右两侧锁骨外侧剪开皮肤，然后从锁骨两端外侧分别向剑突剪开胸壁皮肤，提起剑突，将粗剪刀插入胸腔内，使剪刀尖贴近胸内壁，沿皮肤切口方向剪开胸壁，处理蟾蜍或蛙的肩带，剪断左、右乌喙骨和锁骨，使开口呈倒"△"形，充分暴露胸腔；用眼科镊提起心包膜，再以眼科剪仔细剪开心包膜，暴露心脏，随后分离主动脉两分支的基部，用眼科镊在主动脉干下引一细线，穿过窦房沟备用，最后环绕心房与心室之间（即房室沟）另引一细线备用。

【观察项目】

1. 观察心脏的结构：从心脏腹面可观察到心房、心室、主动脉、动脉球、肺静脉和腔静脉，用连有细线的蛙心夹夹住心尖，轻提心脏并翻向头侧，暴露心脏背面，可观察到静脉窦以及心房与静脉窦交界处的半月线（窦房沟）。

2. 观察和记录心脏跳动：轻提心尖部，仔细观察各部位的收缩顺序，并记录静脉窦、心房和心室跳动的频率（次/分）。

3. 观察斯氏第一结扎：将在静脉窦和心房交界处的窦房沟处预先穿入的细线做一结扎（即斯氏第一结扎，图2-1-10），以阻断静脉窦与心房之间的传导。观察心脏各部位的收缩节律有何变化，并记录各自的跳动频率（次/分）；待心房和心室复跳后，记录心房、心室的复跳时间和心脏各部位的跳动频率（次/分）。

4. 观察斯氏第二结扎：完成第一结扎实验后，将房室沟处预留的细线做第二结扎（即斯氏第二结扎，图 2 - 1 - 10），以阻断静脉窦与心房和心室间的传导。观察心脏各部位的收缩节律有何变化，并记录各自的跳动频率（次/分）；待心室复跳后，记录心室的复跳时间和心脏各部位的跳动频率（次/分）。

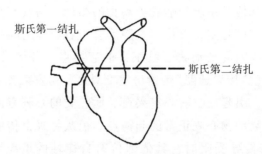

图 2 - 1 - 10　斯氏结扎的部位

【注意事项】

1. 破坏蟾蜍或蛙的脑和脊髓时要彻底，防止其上肢肌紧张，进而影响心脏的暴露。

2. 实验过程中要经常用滴管滴加任氏液，以保持心脏的湿润。

3. 预留斯氏结扎线时，要认真识别心脏的结构，清晰辨认出窦房沟和房室沟。

4. 用蛙心夹夹心尖时操作要轻，勿将心尖夹破。

5. 进行斯氏结扎时用力要均匀，避免将细线拉断或将心脏离断，一般结扎至心房和/或心室停止跳动即可。

【思考题】

1. 蛙类动物和哺乳类动物心脏的正常起搏点分别位于哪里？为什么正常起搏点能控制潜在起搏点的活动？

2. 进行斯氏第一结扎和斯氏第二结扎后，心房和心室搏动分别会发生哪些变化？为什么？

实验十　离体蛙心灌流

【知识导读】

心肌和血管平滑肌接受自主神经支配。支配心脏的传出神经为心交感神经和心迷走神经。心交感神经节后神经元末梢释放的递质为去甲肾上腺素，与心肌细胞膜上的 β 肾上腺素能受体结合，可导致心率加快、房室交界的传导加快，以及心房肌和心室肌的收缩能力加强，这些效应分别称为正性变时作用、正性变传导作用和正性变力作用。心迷走神经节后神经元末梢释放的递质为乙酰胆碱，与心肌细胞膜上的 M 型胆碱能受体结合，可导致心率减慢、房室交界的传导减慢，以及心房肌和心室肌的收缩能力减弱，这些效应分别称为负性变时作用、负性变传导作用和负性变力作用。心交感神经和心迷走神经以相互拮抗的方式调节心脏的功能活动。

【实验目的】

1. 学习离体蛙心人工灌流的方法，了解离体器官的研究方法和应用。

2. 观察各种理化因素对蛙心活动的影响，加深理解内环境稳态对维持心脏正常功能活动的重要性。

【实验原理】

蛙类和哺乳类动物的心脏需要一个理化因素相对稳定的内环境（如温度、酸碱度、各种离子和营养成分的浓度等）来保持其正常的功能活动，内环境的变化会直接影响心脏的正常节律性活动。蛙类心脏结构特殊，心脏内血液为混合血，保持离体心脏活动所处的环境与动物内环境的理化性质相近，可在一定时间内仍能产生节律性兴奋、收缩和舒张活动。因此，若改变心脏灌流液的理化性质和成分，离体心脏的活动就会发生明显的变化。

【实验材料】

1. 实验动物：蟾蜍或蛙。

2. 实验药品：任氏液、0.65% 氯化钠、1.2% 氯化钙、1% 氯化钾、3% 乳酸、2.5% 碳酸氢钠、0.01% 肾上腺素、0.01% 乙酰胆碱等溶液。

3. 实验器材：蛙类手术器械 1 套（粗剪刀、组织剪、眼科剪、圆头镊、眼科镊、毁髓针、玻璃分针、蛙钉）、蛙板、蛙心插管、蛙心夹、双凹夹、铁支架、试管夹、烧杯、滴管、吸管、丝线、BL - 420A 生物信号采集与分析系统、张力换能器等。

【实验方法及步骤】

1. 离体蛙心的制备：选取蟾蜍或蛙 1 只，用毁髓针破坏其脑和脊髓，并将其仰卧位固定于蛙板上，用镊子提起胸骨表面皮肤，采用实验九中的在体蛙心制备方法打开心包膜，暴露心脏。在心脏背侧找到静脉窦，在静脉窦与腔静脉交界处穿一丝线于静脉窦下方的静脉，注意切勿结扎静脉窦。在主动脉干下方穿双线，用一根线结扎左主动脉上端，以备插管时进行牵引用；将另一根线置于左主动脉下端，已备固定插管时用。提起左主动脉上方的结扎线，用眼科剪在左主动脉根部（动脉球前端）沿向心方向剪一斜口，将盛有少许任氏液、大小适宜的蛙心插管由此开口处轻轻插入动脉球，并将插管尾端稍向右主动脉方向及腹侧面倾斜，使插管尖端向动脉球的背部后方及心尖方向推进，在心室收缩时可经主动脉瓣进入心室。用备用线将动脉结扎固定于插管上，并将结扎线固定于插管的侧钩上，以防插管滑出心室。提起插管和心脏，继续分离左、右肺静脉和前、后腔静脉并结扎，在所有结扎线的远心端剪去所有组织，游离出蛙心（图 2 - 1 - 11）。反复用新鲜任氏液换洗蛙心插管内的任氏液，直至插管内无血液残留，并保持液面在 1 ~ 2cm。

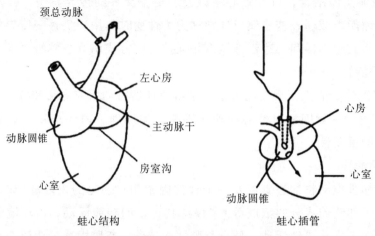

图 2 - 1 - 11　蛙心结构和插管示意图

2. 实验装置的连接与调试：具体如下。

(1)用试管夹将蛙心插管固定于铁支架上，并用蛙心夹夹住心尖，将蛙心夹上的线与张力换能器连接、张力换能器和 BL - 420A 生物信号采集与分析系统以及计算机相连(图 2 - 1 - 12)。

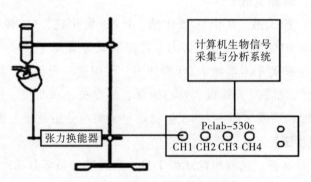

图 2 - 1 - 12　蛙心灌流装置示意图

(2)打开计算机，启动 BL - 420A 生物信号采集与分析系统，在实验模板列表中，选择"离体蛙心灌流"实验项(BL - 420A 生物信号采集与分析系统采样和刺激参数按表 2 - 1 - 4 进行设置)，点击"采样"图标，即可观察蛙心活动曲线。

表 2 - 1 - 4　BL - 420A 生物信号采集与分析系统采样参数表

项目	采样参数
扫描速度	2s/div
采样频率	800Hz
滤波	10kHz
DC/AC	DC

续表

项目	采样参数
通道	通道 1
放大倍数	50～100 倍
处理名称	张力

【观察项目】

1. 正常情况的曲线：描记正常的心脏活动曲线，观察心率及收缩幅度，以此作为对照。

2. 温度的影响：在蛙心插管内加入 4℃ 的任氏液，观察并描记心脏活动曲线的变化；描记结束后，立即用新鲜等量的任氏液换洗，恢复至正常情况下的心脏活动曲线。

3. Na^+ 的影响：换以等量的 0.65% 氯化钠溶液，观察并描记心脏活动曲线的变化；描记结束后，立即用新鲜等量的任氏液换洗，恢复至正常情况下的心脏活动曲线。

4. Ca^{2+} 的影响：将 1 滴或 2 滴配制好的 2% 氯化钙溶液加入插管灌流液中，观察并描记心脏活动曲线的变化；描记结束后，立即用新鲜等量的任氏液换洗，恢复至正常情况下的心脏活动曲线。

5. K^+ 的影响：将 1 滴或 2 滴配制好的 2% 氯化钾溶液加入插管灌流液中，观察并描记心脏活动曲线的变化；描记结束后，立即用新鲜等量的任氏液换洗，恢复至正常情况下的心脏活动曲线。

6. 酸的影响：将 1 滴或 2 滴配制好的 3% 乳酸溶液加入插管灌流液中，观察并描记心脏活动曲线的变化；描记结束后，立即用新鲜等量的任氏液换洗，恢复至正常情况下的心脏活动曲线。

7. 碱的影响：将 1 滴或 2 滴配制好的 2.5% 碳酸氢钠溶液加入插管灌流液中，观察并描记心脏活动曲线的变化；描记结束后，立即用新鲜等量的任氏液换洗，恢复至正常情况下的心脏活动曲线。

8. 肾上腺素的影响：将 1 滴或 2 滴配制好的 0.01% 肾上腺素溶液加入插管灌流液中，观察并描记心脏活动曲线的变化；描记结束后，立即用新鲜等量的任氏液换洗，恢复至正常情况下的心脏活动曲线。

9. 乙酰胆碱的影响：将 1 滴或 2 滴配制好的 0.01% 乙酰胆碱溶液加入插管灌流液中，观察并描记心脏活动曲线的变化；描记结束后，立即用新鲜等量的任氏液换洗，恢复至正常情况下的心脏活动曲线。

【注意事项】

1. 制备离体标本时，切勿伤及静脉窦。

2. 进行蛙心插管时，勿损伤心脏各部位，插管的斜面应朝向心室腔，且插入不可太深。

3. 使用蛙心夹时，注意避免因夹伤心尖部而引起漏液。

4. 换洗灌流液时，要用等量的任氏液，且换洗的次数以观察到的曲线与正常情况下基本保持一致后，才能进行下一项实验。

5. 滴加不同药物和换洗灌流液时，要及时做标记，以便观察分析。

6. 各种滴管应分开使用，避免混用。

7. 应注意防止灌流液流入张力传感器而致其损坏，可加装滑轮，将张力传感器安装在远离蛙心的位置。

【思考题】

1. 影响蛙心搏动的因素有哪些？为什么？

2. 蛙心插管内灌流液的液面为什么要保持相同的高度？

实验十一　家兔血压的调节

【知识导读】

动脉血压通常是指主动脉血压。动脉血压的形成条件主要包括 4 个方面，即心血管系统有足够的血液充盈、心脏射血、外周阻力、主动脉和大动脉的弹性储器作用。动脉血压可用收缩压、舒张压、脉压和平均动脉压等数值来表示。收缩压是指心室收缩期中期达到最高值时的血压。舒张压是指心室舒张期末动脉血压达最低值时的血压。脉搏压简称脉压，指收缩压和舒张压的差值。平均动脉压则为一个心动周期中每一瞬间动脉血压的平均值。

【实验目的】

观察神经体液因素及药物对心血管活动的影响，学习哺乳动物动脉血压的直接测量方法。

【实验原理】

动脉血压是心血管功能活动的综合指标。正常心血管的活动在神经、体液因素的调节下保持相对稳定，动脉血压相对恒定。动脉血压的相对恒定对于保持各组织、器官正常的血液供应和物质代谢是极其重要的。通过实验改变神经、体液因素或施加药物，观察动脉血压的变化，可间接反映各因素对心血管功能活动的调节或影响。

【实验材料】

1. 实验动物：家兔。

2. 实验药品：20% 乌拉坦溶液（氨基甲酸乙酯溶液）、0.01% 乙酰胆碱溶液、0.01% 去甲肾上腺素溶液、生理盐水。

3. 实验器材：BL－420A 生物信号采集与分析系统、压力换能器、哺乳动物手术器械、动脉插管、动脉夹、双凹夹、铁支架、三通管、保护电极、兔手术台、照明灯、注射器(1mL 规格的 2 支、20mL 规格的 1 支)、头皮输液针、有色丝线、纱布、棉球等。

【实验方法及步骤】

1. 麻醉：选取 1 只标准家兔，称重，按 5mL/kg 的剂量将 20% 乌拉坦溶液由耳缘静脉缓慢注入，若观察到家兔角膜反射、呼吸和四肢肌张力减弱，说明麻醉生效。

2. 固定：将麻醉好的家兔仰卧位固定于手术台上，使头向后仰并拉直，将其头和四肢分别固定于手术台的台柱上。

3. 建立输液通道：用头皮输液针做耳缘静脉穿刺并固定(注意保护耳缘静脉)，为家兔缓慢输入生理盐水(5~10 滴/分)，以保持静脉通畅。

4. 气管插管：具体步骤如下。

(1)用粗剪刀剪去家兔颈部的被毛(注意使粗剪刀与皮肤平行)。

(2)用手术剪剪开家兔颈部的皮肤。

(3)用玻璃分针分离出气管。

(4)暴露出气管的一段后，在甲状软骨下约 1cm 处做倒"T"形切口，可在气管下方穿一根丝线，起固定作用。

(5)插入气管插管时，应向心方向插入气管中，并用丝线固定插管。必要时，可用棉球清理气管中的分泌物和血液。

5. 分离神经。

(1)用玻璃分针仔细分离左侧颈动脉旁的三根神经，即迷走神经、交感神经、减压神经。

(2)翻开气管旁深部组织，辨认颈动脉鞘内的三根神经，分别进行分离并穿线备用。

6. 动脉插管：具体步骤如下。

(1)用止血钳分离出右侧颈总动脉。

(2)用丝线结扎颈总动脉远心端。

(3)于结扎处向近心端约 3cm，将颈总动脉用动脉夹夹住。

(4)用眼科剪在颈总动脉处做"V"形切口。

(5)向心脏方向插入已充满肝素溶液的动脉插管，并结扎固定。

(6)放置铁架台，将动脉插管固定于铁架台上。

(7)将动脉插管与血压换能器相连接。

(8)将 BL-420A 生物信号采集与分析系统和接好的血压换能器相连。

7. 查看波形。

【观察项目】

1. 观察并记录正常血压曲线、尿滴数和肠系膜微循环。

血压曲线有时可以看见三级波，如图 2-1-13 所示。

一级波（心搏波）：指由心室舒缩所引起的血压波动，心脏收缩时上升，心脏舒张时下降，频率与心率一致。由于记录系统有较大的惯性，因此波动幅度常不能真实地反映出收缩压和舒张压的高度。

二级波（呼吸波）：指由呼吸运动引起的血压波动，吸气时上升，呼气时下降。

三级波：不常出现，可能是由血管运动中枢紧张性的周期性变化所致。

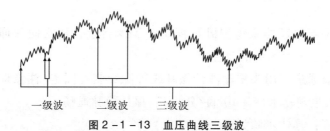

一级波　　二级波　　三级波

图 2 - 1 - 13　血压曲线三级波

2. 牵拉颈总动脉：手持右颈总动脉远心端的牵拉线向上提拉 5 秒，观察动脉血压的变化，注意同时做出刺激标记。

3. 夹闭颈总动脉：用动脉夹夹闭右颈总动脉 5～10 秒，并按上法同时做出刺激标记，观察心搏与血压有何变化。

4. 刺激减压神经：将左侧减压神经结扎、剪断，以中等强度电流连续刺激其中枢端，观察心搏与血压有何变化。

5. 剪断和刺激交感神经对兔耳血管网的影响：先观察左耳血管网的数目和充血情况，再结扎左交感神经，并在结扎线的尾侧剪断该神经，等待片刻后，观察左耳血管网的情况；然后，用中等强度的电流刺激左交感神经的头侧端（外侧端），观察左耳血管网的变化情况。撤除刺激后，稍待片刻，再观察血管网的数目和充血情况。

6. 刺激迷走神经：结扎迷走神经，于结扎线头侧将神经剪断，然后用中等强度电流刺激其离心端，观察血压与心率的变化。

7. 静脉注射肾上腺素和去甲肾上腺素：先后分别经兔耳缘静脉注入 0.01% 肾上腺素溶液和 0.01% 去甲肾上腺素溶液 0.2～0.3mL，分别观察血压与心率的变化。

【注意事项】

1. 各导管和注射器要肝素化，并注意各管的通畅，随时缓慢推注，以防凝血。

2. 每观察一项后，必须等血压基本恢复正常水平时再进行下一项观察。

3. 每次注射药物后，应立即用另一支注射器注射生理盐水 0.5mL，以防残留在血管内的药物影响下一种药物的效应。

4. 在整个实验中，应经常注意动物状况及动脉插管处的情况，若发现漏血或导管内被凝血块阻塞时，应及时给予处理。

【思考题】

1. 解释本次实验的各项结果，并说明与正常血压的维持和调节有何关系。

2. 在减压反射活动中，减压神经和迷走神经的作用有何不同？

实验十二 家兔呼吸运动的调节

【知识导读】

中枢神经系统接受各种感受器传入冲动，实现对呼吸运动调节的过程，称为呼吸的反射性调节。呼吸的反射性调节主要包括机械和化学两类感受器的反射性调节。呼吸的机械感受性反射（如肺牵张反射）指肺扩张或缩小而引起呼吸的反射性变化，是一种负反馈调节，其生理意义在于阻止吸气过长、过深，促使吸气转向呼气。呼吸的化学感受性反射指化学因素，即动脉血、组织液或脑脊液中的 PO_2、PCO_2 和 H^+ 浓度变化时对呼吸运动的调节作用。呼吸的化学感受性反射对保持血液 CO_2 与 O_2 含量以及 pH 值的相对稳定起着十分重要的作用。

【实验目的】

1. 通过本次实验，观察化学因素（CO_2、O_2 和 H^+）和迷走神经对呼吸运动的影响，加深理解肺牵张反射和化学感受性反射在哺乳类动物呼吸运动中的作用。

2. 学习和掌握描记家兔呼吸运动曲线的方法。

【实验原理】

呼吸运动是由呼吸肌舒缩活动完成的一种节律性运动。当体内、外环境因素变化引起人体代谢水平发生改变时，呼吸的节律会自动随之改变。这种节律性呼吸运动主要是在中枢神经系统的调节下，通过各种感受器传入冲动的作用，反射性地调节呼吸频率和深度来实现的。因此，呼吸运动的调节可以直接作用于呼吸中枢或通过不同的感受性反射影响呼吸运动。

【实验材料】

1. 实验对象：家兔。

2. 实验药品：20% 乌拉坦溶液、3% 乳酸溶液、0.01% 去甲肾上腺素溶液、生理盐水。

3. 实验器材：哺乳类动物手术器械 1 套、兔解剖手术台、照明灯、气管插管、铁支架、注射器、丝线、长橡皮管、CO_2 球囊、BL - 420A 生物信号采集与分析系统、呼吸换能器（或张力换能器）、刺激电极。

【实验方法及步骤】

1. 麻醉：选取 1 只标准家兔，称重，按 5mL/kg 的剂量将 20% 乌拉坦溶液由兔耳缘静脉缓慢注入，注意观察家兔角膜反射、呼吸频率和四肢肌张力的变化，防止麻醉过深。

2. 固定：将麻醉好的家兔仰卧位固定于兔手术台上，使其头后仰，并将颈部拉直，将其头和四肢分别固定于手术台的台柱上。

3. 气管插管：沿颈部正中切开皮肤及皮下组织，分离气管，并插入气管插管（图 2 - 1 - 14）。

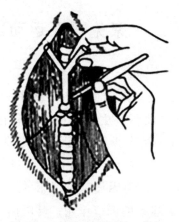

图 2 - 1 - 14　气管插管示意图

4. 分离迷走神经：沿气管两侧分离出颈部左、右迷走神经，并分别穿线备用。

5. 固定剑突，连接张力换能器：用缝合针将丝线固定于剑突处的皮肤上。

6. 实验装置的连接与调试：将张力换能器固定于铁支架上，并将固定于剑突的丝线与张力换能器相连，调节连接丝线至合适长度；然后，将张力换能器和BL - 420A 生物信号采集与分析系统以及计算机连接，并将刺激电极插入刺激输出插孔；开机并启动信号处理系统，在实验模板列表中，选中"呼吸"实验项，调节采样和刺激参数，点击"采样"图标，即可观察呼吸运动曲线。

【观察项目】

1. 描记正常呼吸运动曲线：观察曲线与呼吸运动的关系，并以此曲线作为对照。

2. 增加 CO_2 的浓度：将装有 CO_2 的球囊管口与气管插管的侧管连接，观察呼吸运动的变化情况，并在记录的曲线上做标记。

3. 缺氧：呼吸恢复平稳后，夹闭气管插管 $1/2 \sim 2/3$，持续 $10 \sim 20$ 秒，观察呼吸运动的变化情况，并在记录的曲线上做标记。

4. 增大无效腔：呼吸平稳后，将一段长 50cm 的橡皮管连接气管插管的侧管，观察呼吸运动的变化情况，并在记录的曲线上做标记。

5. 增加 H^+ 的浓度：呼吸平稳后，由耳缘静脉快速注射 3% 乳酸溶液 2mL，观察呼吸运动的变化情况，并在记录的曲线上做标记。

6. 肺牵张反射：呼吸平稳后，将装有空气的注射器与气管插管的一侧相连，在吸气末堵塞另一侧管口，同时快速向肺内打气，观察呼吸运动的变化情况，并在记录的曲线上做标记；呼吸恢复平稳后，在呼气末堵塞另一侧管口，同时快速抽取肺内气体，观察呼吸运动的变化情况，并在记录的曲线上做标记。

7. 切断和刺激迷走神经。

（1）切断一侧迷走神经：观察呼吸运动的变化情况，并在记录的曲线上做标记。

（2）切断另一侧迷走神经：观察呼吸运动的变化情况，并在记录的曲线上做标记。

(3)刺激迷走神经:用不同刺激强度刺激一侧迷走神经中枢端,观察呼吸运动的变化情况,并在记录的曲线上做标记。

【注意事项】

1. 气管插管时,应止血彻底,并清理气管内分泌物和血液。

2. 连接张力换能器的丝线松紧度要适当。

3. 经耳缘静脉注射乳酸时,切勿刺破静脉,以免因乳酸外漏而引起动物躁动。

4. 每个实验项目前、后均应有正常呼吸曲线作为对照。

5. 每个实验项目开始前,必须待呼吸运动恢复平稳后再进行实验。

【思考题】

1. 肺牵张反射是如何影响呼吸运动的?

2. CO_2增多、低氧和乳酸增多对呼吸运动有什么不同的影响?

3. 刺激双侧迷走神经均被切断后的中枢端,呼吸运动有何变化?

实验十三　家兔肠道运动的观察

【知识导读】

消化道通过肌肉的收缩、舒张活动,可完成对食物的机械性消化。同时,消化道的运动对食物的化学性消化和吸收也具有促进作用。小肠的运动形式有紧张性收缩、分节运动以及蠕动,其中分节运动为小肠特有的运动形式。

【实验目的】

1. 学习家兔离体小肠标本的制备。

2. 了解家兔小肠平滑肌的一般生理特性,观察某些理化因素对离体小肠平滑肌收缩和舒张的影响。

3. 掌握家兔离体小肠标本的灌流方法。

【实验原理】

离体小肠平滑肌在适宜的环境中可具有其一切生理特性。本实验将家兔的离体小肠置于一定的体液环境(台氏液)中,观察其紧张性和自律性活动,以及在液体环境改变的情况下上述活动的变化情况。

【实验材料】

1. 实验对象:家兔。

2. 实验药品:台氏液、0.01%肾上腺素、0.01%乙酰胆碱、1mol/L盐酸、1mol/L氢氧化钠、1%氯化钙等溶液。

3. 实验器材:哺乳类动物手术器械1套、兔解剖手术台、铁支架、螺旋夹、双凹夹、培养皿、注射器、纱布、丝线、温度计、吸氧管(通气管)、恒温浴槽、BL-420A生物信号采集与分析系统、张力换能器等。

【实验方法及步骤】

1. 恒温浴槽准备：在恒温浴槽中心管中加入台氏液，在外部容器中加装温水，将温度设定为38℃。

2. 处死动物：选取1只标准家兔，称重，由耳缘静脉注入空气（或用木棒猛击家兔后脑）致死。

3. 固定：将死亡的家兔仰卧位固定于兔手术台上，并将其头和四肢分别固定于手术台的台柱上。

4. 制作小肠标本：进行腹部剃毛后，沿正中线迅速切开皮肤和腹壁，找到胃，以胃幽门与十二指肠处为起点，先将肠系膜沿肠缘剪去，再剪取20～30cm长的十二指肠，将其置于38℃台氏液中轻轻漂洗，待将肠管内容物冲洗干净后，剪取2～3cm的肠段置于38℃台氏液培养皿中备用，将其余肠管置于低温（4℃左右）台氏液中备用。

5. 实验装置的连接与调试：将张力换能器固定于铁支架上，并将剪成2～3cm的肠段的两端分别用丝线结扎，一端系于浴槽内的标本固定钩上，另一端与张力换能器相连，调节换能器高度，使其与标本间松紧适宜；将吸氧管（通气管）进气口与氧气瓶调节阀进行连接，并将出气口与浴槽底部的通气管相连，打开氧气瓶调节阀门开关，输送氧气，调节吸氧管上的控气阀控制气体流量（每分钟气泡数为40～45个），为台氏液供氧；然后，将张力换能器和BL－420A生物信号采集与分析系统以及计算机连接，开机并启动信号处理系统，在实验模板列表中选择"离体肠肌运动"，调节采样参数，点击"采样"图标，即可观察小肠运动曲线（图2－1－15）。

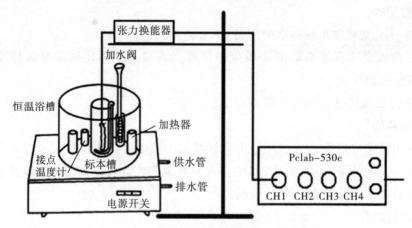

图2－1－15 离体小肠平滑肌灌流装置示意图

【观察项目】

1. 正常收缩曲线：中心管离体小肠的恒温38℃与动物活体内环境温度一致，记录一段小肠平滑肌的自动节律性收缩曲线，作为正常曲线；观察收缩曲线的基线水平、节律、波形、频率和幅度，记录并作为对照。

2. 温度的影响：将温度调节为25℃，观察离体肠段平滑肌的收缩曲线，与对照进行比较；观察记录结束后，立即将恒温浴槽内的水温调节至 38℃，恢复离体小肠正常的内环境温度。

3. 肾上腺素的影响：将中央标本槽内的台氏液的温度稳定在 38℃，观察收缩曲线基本恢复正常后，加 0.01% 肾上腺素溶液 1 滴或 2 滴于浴槽内中央标本管中，观察其肠段收缩曲线的变化情况；观察到明显的作用后，用预先准备好的新鲜 38℃台氏液冲洗 3 次。

4. 乙酰胆碱的影响：待肠段活动恢复正常后，加 0.01% 乙酰胆碱溶液 1 滴或 2 滴于浴槽内中央标本管中，观察肠段收缩曲线的变化情况；观察到明显的作用后，用预先准备好的新鲜 38℃台氏液冲洗 3 次。

5. 盐酸的影响：待肠段活动恢复正常后，加 1mol/L 盐酸 1 滴或 2 滴于浴槽内中央标本管中，观察肠段收缩曲线的变化情况；观察到明显的作用后，用预先准备好的新鲜 38℃台氏液冲洗 3 次。

6. 氢氧化钠的影响：待肠段活动恢复正常后，加 1mol/L 氢氧化钠溶液 1 滴或 2 滴于浴槽内中央标本管中，观察肠段收缩曲线的变化情况；观察到明显的作用后，用预先准备好的新鲜 38℃台氏液冲洗 3 次。

7. 氯化钙的影响：待肠段活动恢复正常后，加 1% 氯化钙溶液 1 滴或 2 滴于浴槽内中央标本管中，观察肠段收缩曲线的变化情况；观察到明显的作用后，用预先准备好的新鲜 38℃台氏液冲洗 3 次。

【注意事项】

1. 实验用家兔应预先禁食 24 小时，于实验前 1 小时喂食，然后处死，制备标本，这样可使肠段运动效果明显；离体标本制备后，不能随意放置，应将其立即置于 38℃台氏液培养皿中进行稳定。

2. 每次加药见效后，必须立即用 38℃台氏液更换浴槽内灌注液至少 3 次，待肠段运动恢复正常后，再进行下一项实验。

3. 供氧的气泡不宜过大、过急，以免因悬线震动、标本摆动而影响结果记录。

4. 实验项目中的药品剂量为参考剂量，可根据实验效果增补剂量，但要防止加药过量。

【思考题】

1. 温度和酸碱度对离体小肠平滑肌收缩曲线有何影响？为什么？

2. 肾上腺素和乙酰胆碱对离体小肠平滑肌收缩曲线有何影响？为什么？

实验十四　家兔尿液生成的调节

【知识导读】

尿生成的过程包括肾小球滤过、肾小管和集合管的重吸收、肾小管和集合管的分泌。机体对尿生成的调节就是通过影响尿生成的这三个基本过程而实现的。机体通过神经、体液和自身调节等方式对上述过程进行调节，以维持机体正常的尿量。肾小球滤过与有效滤过压、滤过膜通透性和肾血浆流量有关，其中有效滤过压受肾小球毛细血管血压、血浆胶体渗透压和肾小囊内压的影响；肾小管和集合管的重吸收及分泌受细胞内、外液渗透压的高低影响和抗利尿激素的调节。

【实验目的】

1. 学习和掌握膀胱或输尿管套管引流收集尿液的方法。

2. 观察尿液生成的影响因素，理解尿液生成的调节机制。

【实验原理】

家兔尿量的维持是通过对肾小球滤过、肾小管和集合管的重吸收、肾小管和集合管的分泌这三个过程的调节来实现的。①静脉注射生理盐水增加了肾血浆流量，提高了肾小球的滤过率，使尿量增多。②静脉注射去甲肾上腺素，使肾血管收缩，肾血浆流量减少，肾小球滤过率降低，从而使尿量产生减少。③静脉注射高渗葡萄糖和快速推注甘露醇增加了肾小管液溶质的浓度，从而减少了重吸收量，使尿量增多，这种情况称为渗透性利尿。④垂体后叶素能够促进远曲小管和集合管对水的重吸收，可使尿量减少。⑤呋塞米能够降低髓袢升支粗段对氯化钠的重吸收，可使尿量增多。

【实验材料】

1. 实验动物：家兔。

2. 实验药品：20%乌拉坦溶液、肝素溶液、生理盐水、0.01%去甲肾上腺素溶液、50%葡萄糖注射液、20%甘露醇溶液、垂体后叶素、呋塞米（速尿）药液等。

3. 实验器材：哺乳类动物手术器械1套、兔解剖手术台、照明灯、气管插管、动脉插管、膀胱导管或输尿管导管、记滴器、班氏试纸、酒精灯、橡皮管、培养皿、试管架、试管、注射器、纱布、棉花、丝线、温度计、BL-420A生物信号采集与分析系统、血压换能器、刺激电极等。

【实验方法及步骤】

1. 麻醉：选取1只标准家兔，称重，按5mL/kg的剂量将20%乌拉坦溶液由耳缘静脉缓慢注入，观察家兔角膜反射、呼吸频率和四肢肌张力的变化，防止麻醉过深。

2. 固定：将麻醉好的家兔仰卧位固定于兔手术台上，使其头后仰，并将颈部拉直，将其头和四肢分别固定于手术台的台柱上。

3. 气管插管：沿颈部正中切开皮肤及皮下组织，分离并暴露气管，插入气管插管。

4. 动脉插管：沿气管两侧分离暴露两侧颈总动脉，分别穿线备用；提起左侧颈总动脉，剪一斜口，立即插入装有肝素生理盐水（10~100U/mL）的动脉插管，末端连接血压换能器，将连接管之间用动脉夹夹住，实验开始时再松开。

5. 分离迷走神经：沿气管两侧分离出颈部左、右侧迷走神经，分别穿线备用。

6. 尿液的收集方法：具体如下。

（1）膀胱插管导尿法：采用膀胱插管术，打开腹腔，显露膀胱，于膀胱内固定膀胱导管，将导管的另一端连接橡皮管后连于记滴器上。

（2）输尿管插管导尿法：采用输尿管插管术，显露双侧输尿管，提起两侧输尿管，分别沿肾方向插入输尿管导管并固定，将两根导管连接"Y"形连接器并引出体外，与记滴器相连。

7. 实验装置的连接与调试：将血压换能器和记滴器的信号连接线分别与BL－420A设备1通道和4通道相连，并将刺激电极插入刺激输出插孔，开机并启动信号处理系统，在实验模板列表中选择"泌尿实验"项目，调节采样和刺激参数，松开动脉夹，打开记滴器，点击"采样"图标，同步记录血压和尿滴数。

【观察项目】

1. 正常血压及尿量：观察正常情况下家兔的血压和基础尿量（滴／分），记录正常血压曲线和基础尿量作为对照。

2. 生理盐水的作用：自兔耳缘静脉注射 38℃ 的 0.9% 氯化钠溶液 20mL，观察并记录血压和尿量的变化。

3. 刺激迷走神经：结扎并剪断右侧迷走神经，用中等强度的电流连续刺激迷走神经的外周端 20～30 秒，使血压维持在 40～50mmHg，观察并记录尿量的变化。

4. 去甲肾上腺素的作用：自兔耳缘静脉注射 0.01% 去甲肾上腺素溶液 0.5mL，观察并记录血压和尿量的变化。

5. 高渗糖的作用：取家兔的尿液 2 滴，滴于班氏试纸上，进行尿糖定性实验，然后自兔耳缘静脉注射 50% 葡萄糖溶液 2mL，观察并记录血压和尿量的变化。当尿量发生明显变化时，取 2 滴尿液，用班氏试纸再次进行尿糖定性实验。

6. 甘露醇的作用：自兔耳缘静脉快速注射 20% 甘露醇溶液 2～3mL/kg，观察并记录血压和尿量的变化。

7. 垂体后叶素的作用：自兔耳缘静脉注射垂体后叶素 2～5U，观察并记录血压和尿量的变化。

8. 呋塞米的作用：自兔耳缘静脉注射呋塞米药液（5mg/kg），观察并记录血压和尿量的变化。

【注意事项】

1. 选择体重 2.5～3.0kg 的家兔，实验前多给其喂青菜或水，以增加其基础尿量。

2. 手术操作要轻柔，颈部和腹部手术切口不宜过大；分离组织时，尽量减少创伤，避免造成损伤性尿闭；同时，要注意保持导尿管的通畅。

3. 实验顺序的原则：先做尿量增多实验，后做尿量减少的实验，增尿与减尿实验相互交替进行。

4. 实验中需要多次进行兔耳缘静脉注射，应先从耳缘静脉末梢开始注射，逐步移向耳根，必要时可采用静脉留置针进行耳缘静脉注射药物，或采用股静脉插管进行输液和注射药物。

5. 每项实验操作必须在血压和尿量基本恢复至正常水平后再开始。

6. 刺激迷走神经的时间不宜过长、强度不宜过强，以免因血压急剧下降致家兔心脏停跳。

【思考题】

1. 静脉注射生理盐水和去甲肾上腺素对血压和尿量有什么影响？为什么？

2. 电刺激迷走神经外周端对血压和尿量有何影响？为什么？

3. 尿的生成是怎样进行调节的？

4. 动脉血压的高低与尿量之间有何关系？为什么？

第二部分　药理学实验

实验一　药理学基本知识与实验动物给药技能练习

【知识导读】

1. 药典：简介如下。

(1)《药典》的定义：《药典》系国家对所编纂、制定的药品标准的统一集成并对其中共性要求给予统一的规定。《药典》是国家管理药品生产与质量的依据，具有法律约束力，已经作为专有概念为世界各国沿用至今。

(2)《中华人民共和国药典》(简称《中国药典》)的概念：我国为保证药品质量、保护人民用药安全有效而制定的法典，是执行《中华人民共和国药品管理法》(简称《药品管理法》)、监督检验药品质量的技术法规，也是我国药品生产、经营、使用和监督管理所必须遵循的法定依据。

(3)《中国药典》的组成：具体如下。

凡例：是制定和执行《中国药典》必须了解和遵循的法则，解释和说明了《中国药典》的概念，为正确进行质量检验提供了指导原则，将正文、附录及质量检定有关的共性问题加以规定，避免全书中重复说明，其内容同样具有法定约束力。

附录：包括制剂通则、通用制剂方法、一般鉴别试验、一般杂质检查方法、有关物理常数测定、试剂配制法等内容。

正文：收载药品及其制剂的质量标准。

主要内容：药品的名称、性状、物理常数、鉴别、检查和含量测定等。

索引：从2000年版《中国药典》开始，采用"汉语拼音索引"和"英文名称索引"。这两个索引与药典正文前的"品名目次"相配合，可快速查询有关药物品种。

2. 药剂：一般可分为片剂、胶囊剂、注射剂、植入剂、冲洗剂、灌肠剂、涂剂、涂膜剂等剂型，其中以片剂、胶囊剂、注射剂最为常用。

(1)片剂：指药物与适宜的辅料混匀压制而成的圆片状或异形片状的固体制剂。片剂以口服普通片为主，另有含片、舌下片、口腔贴片、咀嚼片、分散片、可溶片、泡腾片、阴道片、阴道泡腾片、缓释片、控释片与肠溶片等。

(2)胶囊剂：指药物或加有辅料充填于空心胶囊或密封于软质囊材料中的固体制剂。胶囊剂可分为硬胶囊、软胶囊、缓释胶囊、控释胶囊和肠溶胶囊等，主要供口服用。

(3)注射剂：指药物与适宜的溶剂或分散介质制成的供注入体内的溶液、乳状液、混悬液，以及供临用前配制或稀释成溶液、混悬液的粉末或浓溶液的无菌制剂。注射剂可分为注射液、注射用无菌粉末及注射用的浓溶液。

3. 处方：由三部分组成。①前记（包括医疗、预防、保健机构的名称，处方编号，费别，患者的姓名、性别、年龄、门诊或住院病历号、科别或病室和床位号、临床诊断，处方开具日期等，并可添列专科要求的项目）；②正文（以"Rp."或"R."表示，分列药品名称、规格、数量、用法用量等）；③后记（包括医师签名或加盖专用签章，药品金额，以及审核、调配、核对、发药的药学专业技术人员签名）。

处方书写必须符合下列规则：①处方记载的患者一般项目应清晰、完整，并与病历记载相一致。②每张处方只限于一名患者的用药。③处方字迹应当清楚，不得涂改，如有修改，必须在修改处签名及注明修改日期。④处方一律用规范的中文或英文名称书写。

处方格式分为红色、白底黑字等，分别代表麻醉、医疗普通科别的处方。麻醉药品、一类精神药品必须手写开具处方。处方药品一般不得超过 7 天用量；急诊处方一般不得超过 3 天用量；对于某些慢性病、老年病或特殊情况，处方药品用量可适当延长，但医师必须在病历上说明。

【实验目的】

掌握小鼠的基本给药方法，包括灌胃法给药、皮下注射给药和腹腔注射给药。

【实验材料】

1. 实验动物：小鼠。

2. 实验药品：生理盐水。

3. 实验器材：1mL 注射器、天平、灌胃针、鼠笼。

【实验方法及步骤】

1. 灌胃法给药：操作者以左手捉持小鼠，使其头部向上，用右手持灌胃器，先从小鼠的口角处将灌胃器插入口腔内，然后用灌胃管压上腭，使口腔与食管成一直线，再将灌胃管沿腭后壁轻轻插入食管 2～3cm，如灌胃管插入很通畅、无阻力，插入后小鼠安静且呼吸无异常，即可注入药液；如遇阻力，应抽出灌胃器重新插入。若药液误注入气管内，小鼠可迅速死亡。推注药液后，轻轻抽出灌胃器。小鼠灌胃的操作宜轻柔，以防损伤食管；灌胃的容积可按体重，每次 0.01～0.02mL/g；一般空腹灌胃的最大容积每只不超过 1mL。

2. 皮下注射给药：常选择小鼠的背部皮下进行注射给药。注射时，将小鼠放置于金属网上，操作者以左手拉住鼠尾，鼠以其习性向前爬动，此时操作者以右手持注射器刺入小鼠背部皮下；药液注射完毕后，可轻捏针刺部位，以防药液流出。

3. 腹腔注射给药：操作者以左手捉持小鼠，使小鼠呈头低、腹部向上位，并将其脏器移向横膈膜，以免针头刺入重要脏器；操作者以右手持注射器，针头在腹下部腹股沟处向头方向刺入皮下，前进 3~5mm，接着再与皮肤成 45°刺入腹腔，当针尖进入腹腔有落空感时，轻轻移动针头，感觉针头移动自如，即可注入药液。需要注意的是，针头刺入腹腔不宜太深或太向上，以免刺入肝脏。

实验二　不同给药剂量对药物作用的影响

【知识导读】

鼠(包括大鼠、豚鼠、小鼠、裸鼠等)是科学研究中常用的实验动物，广泛应用于构建各种动物模型以及药物学、行为学研究等领域。在众多的鼠类实验研究过程中，常需对其实施科学、有效的麻醉，且多采用腹腔注射给药的方式。戊巴比妥钠是动物实验常用的麻醉药，具有给药简便、起效快、麻醉效果好且较为持久等优点；实验室常采用 0.3% 的浓度用于鼠的麻醉；麻醉时，若按 30mg/kg 实施基础给药，则该浓度溶液的给药剂量为 0.01mL/g，例如，体重为 150g 大鼠的给药量为 1.5mL，体重为 25g 小鼠的给药量为 0.25mL(用 1.0mL 注射器几乎可以做到精确抽取，即使注射略多，也不易造成死亡)。配制方法：戊巴比妥钠为白色粉末，用蒸馏水或生理盐水溶液配制均可。

【实验目的】

观察不同剂量的戊巴比妥钠对小鼠作用的差异。

【实验原理】

药理效应与剂量在一定范围内成正比，称为剂量－效应关系。其中，药物效应的强弱呈连续增减变化，可用具体数量或最大反应百分率表示的，称为量反应；如果药理效应不随药物剂量或浓度呈连续性量的变化，则表现为反应性质的变化，称为质反应。一般药物剂量过小，则药物作用不明显；剂量过大，则可能出现不良反应，甚至毒性反应。戊巴比妥钠可抑制脑干网状结构上行激活系统，且具有高度选择性，阻碍兴奋冲动传至大脑皮层，从而对中枢神经系统起到抑制作用；根据剂量不同，可表现出镇静、催眠、麻醉作用。本实验使用的戊巴比妥钠剂量不同，可使其中枢抑制作用强度不同。

【实验材料】

1. 实验动物：小鼠。

2. 实验药品：0.2%、0.4% 和 0.8% 戊巴比妥钠溶液。

3. 实验器材：1mL 注射器、天平、烧杯。

【实验方法及步骤】

1. 取小鼠 3 只，分别编号为 1、2、3，称体重，观察并记录其正常活动。

2. 分别给予各鼠腹腔注射 0.2%、0.4%、0.8% 戊巴比妥钠溶液 0.01mL/g。

3. 将小鼠放置于鼠笼或烧杯中，观察给药后小鼠的活动情况，记录翻正反射的消失及恢复时间。

需要说明的是，作用发生潜伏期（分钟）＝翻正反射消失时间－给药时间。翻正反射是指轻轻用手将小鼠侧卧或者仰卧后，正常小鼠会立即恢复正常姿势。翻正反射消失是小鼠产生睡眠作用的客观指标。具体操作过程：用手将小鼠轻轻侧卧或者仰卧，若小鼠超过 1 分钟仍无法恢复正常姿势，即为翻正反射消失。

【实验结果】

将上述实验结果填入表 2－2－1 中。

表 2－2－1　不同剂量的戊巴比妥钠对小鼠作用

鼠号	体重	给药剂量	给药时间	翻正反射消失时间	翻正反射恢复时间	潜伏期	小鼠活动变化情况
1							
2							
3							

【注意事项】

1. 必须将药物准确注射入腹腔，给药量要准。

2. 捉拿小鼠时应严格按操作要求进行，以免被咬伤。

3. 小鼠对戊巴比妥钠可能会出现的反应有活动增加、呼吸抑制、翻正反射消失、反射亢进、麻醉、死亡等。

【思考题】

1. 简述常用量、极量、安全范围的临床意义。

2. 3 只小鼠的反应有何不同？为什么？

3. 给兔静脉注射 6.0% 戊巴比妥钠进行麻醉，剂量为 30.0mg/kg，兔体重为 2.0kg，请计算应注射多少毫升？

实验三　半数致死量（LD_{50}）的测定与计算（综合性实验）

【知识导读】

急性毒性作用：指机体（人或实验动物）一次接触或 24 小时内多次接触化学物后在短期（最长为 14 天）内所产生的毒性效应，包括一般行为、外观改变、大体形态变化以及死亡效应。

慢性毒性作用：指实验动物或人长期（甚至终身）反复接触外源性化学物质所产生的毒性效应。所谓的"长期"，一般指 2 年。

亚慢性毒性作用：指实验动物或人连续较长期接触外源性化学物质所产生的毒性效应。所谓"较长期"，通常为 1~6 个月。

急性毒性试验是基础毒理研究的主要内容之一，其目的包括以下几个方面。

1. 测试和求出化学毒物对一种或几种实验动物的致死量（以 LD_{50} 表示）以及其

他的急性毒性参数，以了解急性毒性作用的强度。

2. 通过观察动物中毒表现和死亡的情况，了解急性毒性作用的性质、可能的靶器官和致死原因，提供化学毒物的急性中毒资料，初步评价对人体产生损害的危险性。

3. 探求化学毒物急性毒性的剂量－反应关系与中毒特征。

4. 为亚慢性、慢性毒性作用试验的研究及其他毒理试验提供接触剂量和观察指标的选择提供参考依据。

5. 为毒理学机制研究提供线索。

【实验目的】

通过实验，了解测定药物 LD_{50} 的方法和计算过程，观察受试物一次给予动物后所产生的毒性反应和死亡情况，了解急性毒性试验的相关内容及新药安全性评价的内容。

【实验原理】

半数致死量（LD_{50}）是指在一群动物中能使半数（50%）动物死亡的剂量，是半数有效量（ED_{50}）的一个特例。其死亡曲线的特征表现为两端平而中间锐，在 50% 死亡率处最锐。换言之，即两端处的剂量微有变动时，其死亡率难以表现出来，而在 LD_{50} 附近剂量略有增减，死亡率就有明显的差异，因此用 LD_{50} 作为毒性指标，重现性稳定且灵敏、精确，具有重要的实用价值。LD_{50} 已经成为标志药物、毒物等毒力强度的一种重要常数。LD_{50} 越大，其毒性越小；LD_{50} 越小，其毒性越大。测定药物的 LD_{50} 一般多用小鼠，有时也用大鼠，对推荐于临床的药物，还需在狗或猴身上观察中毒症状和探索耐受剂量。

药物的急性毒性常以 LD_{50} 来表示。在实验设计合理并严格掌握实验技术的条件下，药物致死量的对数大多在半数致死量的上、下形成常态分布，通过计算可求出 LD_{50}。

【实验材料】

1. 实验动物：小鼠（体重 18～22g），雌、雄各半。

2. 实验药品：3.0% 敌百虫溶液（临用前配制）、苦味酸溶液（做标记用）。

3. 实验器材：1mL 注射器及针头（4 号或 5 号）、电子天平、小鼠笼。

【实验方法及步骤】

1. 探索剂量范围：取小鼠 12 只，每 3 只为一组，分成 4 组，按等差由小到大分为 4 个剂量。每组 1 个剂量，分别给予腹腔注射敌百虫溶液，观察出现的中毒症状并记录死亡数，找出引起 0 及 100% 死亡率剂量的所在范围（本实验全活剂量为 300mg/kg，全死剂量为 750mg/kg），此时即可进行正式实验。

通过预实验，按照下列公式算出剂量间的等比比值（1:r）。

$$r = N - \sqrt{\frac{D_n}{D_m}}$$

式中，N 为分组组数；D_m 是估计 100% 死亡的致死量；D_n 是估计 0 的致死量；r 为比值。已知敌百虫的 $D_m = 750\text{mg/kg}$，$D_n = 300\text{mg/kg}$，将实验分为 5 组（$N = 5$），代入上式，得到 $r = 0.8$。

等比数列由大剂量向小剂量依次递乘 r，故 5 个剂量分别为 750mg/kg、600mg/kg、480mg/kg、384mg/kg、307.2mg/kg。

2. 进行正式实验：取体重为 18～22g 的小鼠 50 只，禁食 10～12 小时，不禁水；按体重、性别随机分为 5 组，每组 10 只，用苦味酸溶液标记鼠号，按上述各剂量组分别进行腹腔注射给药（0.03mL/g）；给药后，观察并记录死亡的动物数。具体实验时，每个小组可进行一个剂量组实验。

3. 汇总大组实验结果，并列表按寇氏（Kazber）法计算敌百虫的 LD_{50}（包括 95% 置信区间和置信限率）。

【实验结果】

将上述实验结果填入表 2-2-2 和表 2-2-3 中。

表 2-2-2 敌百虫致小鼠死亡情况统计表

项目	1	2	3	4	5	6	7	8	9	10
体重										
剂量										
死亡情况										

表 2-2-3 敌百虫致小鼠死亡率统计表

组别	剂量（D）	死亡数	死亡率（P）	P^2
1	307.2mg/kg			
2	384mg/kg			
3	480mg/kg			
4	600mg/kg			
5	750mg/kg			
	Σ			

使用改良寇氏法计算 LD_{50}。

1. 当最小剂量组的死亡率为 0、最大剂量组的死亡率为 100% 时，则

$$LD_{50} = \lg^{-1}[\chi_m - i(\Sigma P - 0.5)]$$

2. 当最小剂量组的死亡率大于 0 而小于 30% 或/和最大剂量组的死亡率小于 100% 而大于 70% 时，则

$$LD_{50} = \lg^{-1}[\chi_m - i(\Sigma P - [3 - P_m - P_n]/4)]$$

式中，X_m 为最大剂量的对数值；i 为相邻两组对数剂量的差值（大剂量组－小

剂量组）；P_m 为最大剂量组的死亡率；P_n 为最小剂量组的死亡率；P 为各组动物的死亡率（以小数表示，不是百分数）；$\sum P$ 为各组动物死亡率的总和（$P_1 + P_2 + P_3 + \cdots$）。

3. LD 标准误的计算：

$$SE_{50} = \sqrt{\left(\sum P - \sum P^2 \right) / (n - 1)}$$

式中，SE_{50} 为 LD_{50} 的标准误；$\sum P^2$ 为各组动物死亡率平方之和；n 为每组的动物数。

4. 置信区间的计算：LD_{50} 的平均置信区间 $= LD_{50} \pm 4.5 \times SE_{50} \times LD_{50}$（$P = 0.05$），或 LD_{50} 的平均置信区间 $= LD_{50} \pm 5.9 \times SE_{50} \times LD_{50}$（$P = 0.01$）。

【注意事项】

1. 动物：以小鼠为多用，雌、雄各半，体重以 20g ± 2g 为宜，健康无伤，患病或怀孕者应剔除。正式实验时每组小鼠的数量应该为 10 ~ 20 只。

2. 实验条件：室温（以 20℃ ± 2℃ 为宜）、季节、实验时间、动物的饥饱、避光或光照、单养或群养均会影响实验结果，因此实验条件应维持一致，必要时需加以注明。

3. 药物及给药途径：以静脉注射、腹腔注射及灌胃为主。小鼠用药量不超过 0.04mL/g 体重，静脉给药、腹腔给药、皮下给药时每只用药量不超过 0.5mL。药液的 pH 值及渗透压应在生理范围内。

4. 观察项目及时间：记录小鼠的中毒症状及死亡的原因。观察时，应随时取出已死亡的动物，避免因啮食尸体而影响药量。死亡率一般以 7 天为准，迅速致死的药物应记录每个动物的死亡时间。应列表记录动物的外观、行为活动、精神状态、食欲（饲料消耗量、大小便及其颜色、肛门干净与否），以及被毛、肤色、呼吸、鼻、眼、口腔有无异常分泌物，体重变化情况及死亡数等。死亡动物应及时进行尸检，发现病变器官应做病理组织学检查。若发现中毒反应或死亡率与动物的性别有明显相关时，则应选择性别敏感的动物进行复试。最后，求出不同性别的 LD_{50}。

5. 在 LD_{50} 的实验中，其实验误差的关键问题是动物的体重和药物剂量（配制浓度及给药量）以及室温等。

6. 计算 LD_{50} 时，各中间数据应取 3 ~ 4 位小数，有的需达 6 ~ 7 位有效数字；但最后报告 LD_{50} 时，则应从实际给药剂量的精确度出发，一般只能取 3 ~ 4 位有效数字，取 1 ~ 2 位小数即可。

7. 关于药液的配制，应采用低比值稀释法，这样不仅简便、精确，而且节省药品。本实验需要配制的药液如下。

通过预实验，敌百虫的 $D_m = 750mg/kg$，$D_n = 300mg/kg$，$r = 0.80$。分 5 组实验，每组 10 只小鼠，平均体重为 20g，总体重为 200g 左右，如用药量为 0.03mL/g

（30mL/kg），则：

（1）最大剂量药液浓度（即母液浓度）＝最高致死量/用药量＝750mg/kg÷30mL/kg＝25mg/mL＝2.5%。

（2）每组药液量＝每组动物总体重×用药量＝200g×0.03mL/g＝6mL。为了留有余地，应取10mL。

（3）母液需用量＝每组药液量/（1－r）＝10mL÷（1－0.8）＝50mL。

（4）精确配制2.5%的母液50mL，从中吸出10mL，为第5组用药量（大剂量组）。

（5）在余下的40mL母液中加生理盐水10mL，混匀后，吸出10mL，为第4剂量组用药量。

（6）依前法配制第3剂量组、第2剂量组、第1剂量组的用药量，其比值皆为1:0.8。

【思考题】

测定药物半数致死量的临床意义是什么？

实验四　药物血浆半衰期（$t_{1/2}$）的测定（综合性实验）

【知识导读】

药物代谢动力学主要研究药物的体内过程以及体内药物浓度随时间变化的规律。零级消除动力学的特点是药物消除速率与血药浓度无关，血药浓度按恒速（恒量）消除；一级消除动力学的特点是药物消除速率与血药浓度成正比，药物消除按一定比例进行，是恒比消除，当血药浓度高时，单位时间里药物消除量大。极少数药物（如苯妥英钠、水杨酸钠等）在用量大时，超过机体的最大消除速率（极限），单位时间内体内药物浓度只能按恒定的极限量消除，即零级动力学消除，随着血药浓度的降低，零级动力学消除可转为一级动力学消除；大多数药物属于一级动力学消除。

【实验目的】

1. 了解药物 $t_{1/2}$ 的简单测定方法。

2. 学习家兔的采血技术。

【实验原理】

血浆半衰期是指血浆药物浓度下降一半所需要的时间。临床上，多数药物在体内按一级动力学的规律而消除，即血中药物消除速率与瞬时药物浓度成正比，根据这一规律可知药物在静脉注射后，如以血浆药物浓度的对数值为纵坐标，时间为横坐标，其时－量关系常呈直线。该直线的方程式为 $\log C_t = \log C_0 - \dfrac{K_e}{2.303}t$。药物血浆浓度半衰期（$t_{1/2}$）为 $t_{1/2} = 0.693/K_e$。

【实验材料】

1. 实验动物：家兔 1 只，体重 2.5~3.0kg。

2. 实验药品：0.02% 水杨酸钠标准溶液、10% 水杨酸钠溶液、10% 三氯醋酸溶液、10% 三氯化铁溶液、0.5% 肝素（生理盐水配制）溶液、蒸馏水。

3. 实验器材：分光光度计（721 型或其他型）、离心机、婴儿秤、50mL 烧杯、10mL 试管、试管架、5mL 注射器、吸管（0.5mL、1mL、5mL）等。

【实验方法及步骤】

1. 取试管 4 支，编号，每管加入 10% 三氯醋酸 3.5mL。

2. 取家兔 1 只，称重；用经 0.5% 肝素溶液浸润的注射器从心脏取血 2.0mL，分别加入 1 号管（对照管）和 2 号管（标准管）各 1mL，摇匀，静置。

3. 由耳缘静脉缓慢注射水杨酸钠 200mg/kg（按 2mL/kg 给药），并记录给药时间。

4. 分别于给药后 5 分钟、35 分钟从家兔心脏或耳缘静脉取血各 1mL 并加入 3 号管和 4 号管中，摇匀，静置。

5. 量取 0.02% 水杨酸钠标准溶液 1mL，加入 2 号管中，其余各管均加入 1mL 蒸馏水，摇匀。

6. 将 4 支试管均离心 5 分钟（1500~3000r/min），精确吸取上清液 3.0mL，分别加入另一对应编号的试管中，每管加入 10% 三氯化铁溶液 0.5mL，摇匀显色。

7. 用分光光度计在 520nm 波长处以 1 号管为对照，测定其他各管的吸光度。

8. 根据标准管吸光度值（y）和浓度（x）求比值 k，即 $k = x/y$。

9. 根据 $x = k \cdot y$，由 y_1（3 号管吸光度）和 y_2（4 号管吸光度）求出 x_1（3 号管血药浓度）和 x_2（4 号管血药浓度）。

10. 将实验结果代入公式：$t_{1/2} = \dfrac{0.301}{(\lg x_1 - \lg x_2)/\Delta t}$，可求得药物血浆半衰期。

【实验结果】

将实验结果填入表 2-2-4 中。

表 2-2-4　分光光度法测定静脉注射水杨酸钠的血药浓度

管号	吸光度	k 值	血药浓度
1 号（对照管）			
2 号（标准管）			
3 号（5 分钟给药管）			
4 号（35 分钟给药管）			

【注意事项】

1. 水杨酸钠在酸性环境中可变为水杨酸，后者可与三氯化铁生成一种配位化合物。该化合物在 520nm 波长下比色，其吸光度与水杨酸的浓度成正比。

2. 注意严格按方法及步骤操作，试管编号、所加注溶液不可搞乱。

3. 标准溶液配制、抽取血样和溶液的容量时，必须做到准确。

【思考题】

测定药物血浆半衰期的临床意义是什么？

实验五　药物的协同与拮抗

【知识导读】

当两种或两种以上的药物同时使用或按顺序使用时，由于它们之间或它们与机体之间的相互作用，改变了药物原有的理化性质、体内过程和组织对药物的敏感性，从而使药物的疗效发生了改变或产生新的不良反应。各种药物的相互作用按其药效的增强或减弱可分为协同作用和拮抗作用。协同作用可表现为疗效的提高，如青霉素和丙磺舒合用，可使青霉素的抗菌作用增强；也可以表现为毒性加大，氨基糖苷类抗生素和强效利尿药(呋塞米)均可引起耳毒性，两类药物合用，可使耳毒性加强。拮抗作用可表现为毒性减轻，如局部麻醉药普鲁卡因可使局部血管扩张，造成药物易吸收进入血液循环，导致局麻作用增强并引起全身毒性，若合用肾上腺素，则可收缩血管，从而减慢普鲁卡因的吸收，使其毒性减轻；也可表现为疗效降低，青霉素类药物与红霉素等药物合用时，可使前者的杀菌作用减弱。

【实验目的】

1. 观察药物的协同作用，并联系其临床应用。

2. 观察 $MgSO_4$ 的中毒症状及 Ca^{2+} 盐的解毒反应。

【实验原理】

1. 药物的协同作用：两药合用的效应大于单用效应的代数和。

2. 药物的拮抗作用：两药作用的效应小于它们分别作用的总和。

【实验材料】

1. 实验动物：小鼠(体重 18 ~ 22g)；家兔(体重 1.8 ~ 2.2kg)。

2. 实验药品：小鼠使用 0.5% 氯丙嗪溶液、生理盐水、乙醚；家兔使用 10% $MgSO_4$ 溶液、5% $CaCl_2$ 溶液。

3. 实验器材：小鼠使用 500mL 大烧杯、1mL 注射器、棉球、电子天平；家兔使用 10mL 注射器、托盘、婴儿磅秤。

【实验方法及步骤】

1. 药物的协同作用：取健康小鼠 2 只，称重并编号，观察其正常活动、呼吸及翻正反射情况；将 2 只小鼠分别放入大烧杯中，为甲鼠腹腔注射 0.5% 氯丙嗪溶液 0.02mL/g，为乙鼠腹腔注射生理盐水 0.02mL/g；20 分钟后，将蘸有乙醚的棉球分别置入两个烧杯中，观察 2 只小鼠的麻醉情况，待麻醉后，将小鼠取出(记录时间 1)，观察 2 只小鼠的恢复情况，并记录麻醉恢复时间(记录时间 2)，则麻醉时间 =

时间2－时间1。

2. 药物的拮抗作用：取家兔1只，称重，观察其正常呼吸肌张力及翻正反射情况后，由兔耳缘静脉缓慢推注10% MgSO₄溶液(2mL/kg)，给药后记录时间，观察发生的反应；当家兔行动困难、低头卧倒时，立即由兔耳缘静脉缓慢注入5% CaCl₂溶液4~8mL，直至翻正反射恢复。

【实验结果】

将上述实验结果填入表2－2－5和表2－2－6中。

表2－2－5　氯丙嗪对乙醚的协同作用

鼠号	体重	药物	麻醉快慢	有无兴奋	恢复快慢
甲		氯丙嗪溶液			
乙		生理盐水			

表2－2－6　MgSO₄与CaCl₂的拮抗作用

动物	体重	给药前	注射MgSO₄后	注射CaCl₂后
家兔				

【注意事项】

1. 被污染的乙醚棉球不要随意丢弃，应放于废液杯内集中处理。

2. CaCl₂溶液勿注射过快、过量，否则易引起心律失常，甚至心脏停跳。

【思考题】

1. MgSO₄中毒的表现及解救措施是什么？

2. 氯丙嗪中枢药理作用的表现有哪些？

实验六　不同给药途径对药物作用的影响

【知识导读】

大多数药物需进入血液并分布到作用部位才能发生作用。药物自给药部位进入全身血液循环的过程称为吸收，而吸收速度的快慢及吸收量的多少直接影响药物的起效时间及强度。其中，给药途径是决定药物起效时间及强度的重要因素之一，给药途径不同，则药物吸收的快慢亦不同，其吸收快慢的顺序除静脉注射外，依次为腹腔注射＞吸入＞舌下吸收＞直肠给药＞肌内注射＞皮下注射＞口服＞皮肤吸收。吸入、舌下吸收、直肠给药、肌内注射吸收较为完全，口服次之，皮下注射较差，皮肤吸收最差(只有脂溶性特别高的药物才能通过皮肤较好地吸收)；而胃肠道给药的影响因素较多，并有首过消除的影响，使药物吸收的程度有所不同。

【实验目的】

1. 掌握MgSO₄的药理作用。

2. 掌握小鼠灌胃给药及腹腔注射的方法。

3. 观察 $MgSO_4$ 不同给药途径产生的药理作用是否相同。

【实验原理】

$MgSO_4$ 为导泻、利胆、降压和抗惊厥药，是一个典型的不同给药途径产生不同药理作用的药物，其口服剂在胃肠道可形成高渗透压，使肠腔外的水分向肠腔内渗透，最终导致肠容积增大，对肠壁刺激增加，导致肠蠕动加快，从而出现泻下作用。静脉注射 $MgSO_4$ 的主要作用有抑制中枢神经系统、扩张血管(降低血压)、阻断神经肌接头(产生肌松作用)等。

【实验材料】

1. 实验动物：小鼠(体重 18 ~ 22g)。

2. 实验药品：10% $MgSO_4$ 溶液。

3. 实验器材：小鼠灌胃器、注射器、针头、电子天平。

【实验方法及步骤】

1. 取性别相同、体重相近的小鼠 3 只，分别称重并标记为 1 ~ 3 号，观察并记录小鼠的正常活动情况。

2. 分别给予 1 号鼠皮下注射、2 号鼠腹腔注射、3 号鼠灌胃，均按 0.02mL/g 的剂量给予 $MgSO_4$ 溶液，记录给药时间。

3. 以存活数或死亡数来观察小鼠皮下注射、腹腔注射及灌胃等量 $MgSO_4$ 所致药物效应的不同。

【实验结果】

将上述实验结果填入表 2 - 2 - 7 中。

表 2 - 2 - 7   不同给药途径的作用效果

组别	动物数	剂量	皮下注射	腹腔注射	灌胃给药
给药组					

【注意事项】

1. 给药方法要准确，否则会出现假阳性或假阴性的实验结果。

2. 观察时间安排应合理，以便于观察所有实验现象。

【思考题】

给小鼠腹腔注射、灌胃相同剂量的 $MgSO_4$ 时，其结果有何不同？为什么？

实验七   传出神经系统药物对动物血压的影响

【知识导读】

进行本实验前，需要先了解去甲肾上腺素与肾上腺素的区别，详见表 2 - 2 - 8。

表 2-2-8 去甲肾上腺素与肾上腺素的区别

区别点	去甲肾上腺素(NA)	肾上腺素
药理作用	1. 收缩血管：可激动 α_1 受体，收缩小动脉、小静脉，通常皮肤黏膜>肾血管>脑、肝、肠系膜血管>骨骼肌血管 2. 舒张冠状动脉：直接作用表现为心脏兴奋—腺苷增多—冠脉扩张—冠脉血流量增加；间接作用表现为血压上升—灌注压升高—冠脉血流量增加 3. 升高血压：可使外周阻力增加，从而升高血压 4. 兴奋心脏：可微弱激动 β_1 受体，具有正性肌力作用，整体情况下，心率由于血压升高而反射性降低	1. 对心脏的作用：以激动 β_1 受体为主，具有正性肌力作用 2. 对心血管的作用：可使被 α 受体支配的小动脉、毛细血管前括约肌、皮肤、黏膜、胃肠、肾的血管收缩；可使被 β_2 受体支配的骨骼肌和肝脏血管扩张；可激活冠状动脉 β_2 受体，导致冠脉扩张 3. 对血压的双重作用：小剂量时，可使收缩压上升，因骨骼肌血管舒张大于皮肤黏膜血管收缩而使舒张压下降，脉压增大；大剂量时，可使收缩压升高，因皮肤黏膜血管收缩远大于骨骼肌血管舒张而使舒张压也升高，脉压减小 4. 可激动 β_2 受体，具有解痉作用；还可收缩血管、减轻水肿 5. 可提高机体代谢率，使血糖升高
临床应用	神经性休克早期，急性低血压，上消化道出血	心搏骤停，过敏性休克，支气管哮喘(禁用于心源性哮喘，对阿司匹林所致的哮喘无效)，与局部麻醉药合用可延长麻醉时间，鼻黏膜与齿龈出血
不良反应与禁忌证	1. 可导致部分组织发生缺血、坏死 2. 可导致急性肾衰竭，出现少尿、无尿、肾实质损害等 3. 禁忌证：高血压、动脉硬化、器质性心脏病、少尿、无尿、微循环障碍	1. 一般表现：烦躁、焦虑、震颤、心悸、出汗、皮肤苍白(停药后可自行消失) 2. 剂量过大时：可出现剧烈头痛、血压骤升，易诱发脑出血，亦能引起心律失常甚至心室纤颤 3. 禁忌证：高血压、动脉硬化、缺血性心脏病、心力衰竭、甲亢、糖尿病

【实验目的】

观察拟肾上腺素药物对实验动物血压的影响，以及 α 受体阻断剂、β 受体阻断剂对拟肾上腺素药升压作用的影响。

【实验原理】

传出神经系统药物按其性质不同可分为拟似药和拮抗药两大类，通过设定合理的给药顺序，同时记录血压和心电图，可观察这些药物的心血管效应并分析其作用机制。常用的拟似药包括肾上腺素受体激动药(如肾上腺素、去甲肾上腺素、异丙肾上腺素)、胆碱受体激动药(如乙酰胆碱、抗胆碱酯酶药——新斯的明)；常用的拮抗药包括肾上腺素受体阻断药(如酚妥拉明、普萘洛尔)、胆碱能受体阻断药(如阿托品、胆碱酯酶复活药——碘解磷定)。

【实验材料】

1. 实验动物:家兔1只。

2. 实验药品:20%乌拉坦溶液、0.05%肝素生理盐水、0.01%盐酸肾上腺素溶液、0.01%重酒石酸去甲肾上腺素溶液、0.05%盐酸异丙肾上腺素溶液、2.5%盐酸酚妥拉明溶液、0.25%盐酸心得安溶液。

3. 实验器材:电脑(BL-420A生物信号采集与分析系统)、压力换能器1个、塑料三通管2个、万能支架1台、螺旋夹1个、手术剪刀1把、手术刀1把、弯头止血钳2把、直头止血钳4把、眼科小剪刀1把、眼科小镊子1把、动脉套管1个、小动脉夹2个、气管插管1个、丝线、20mL注射器1支、10mL注射器1支、5mL注射器2支、1mL注射器4支。

【实验方法及步骤】

1. 取家兔1只,称重,以5mL/kg的剂量于兔耳缘静脉注射20%乌拉坦溶液将其麻醉,并将其仰卧位缚于兔手术台上。

2. 将压力换能器上连接的三通管用0.05%肝素溶液充满,并排除里面的空气,关闭三通管与压力换能器的连通。

3. 分离一侧颈总动脉,在动脉下穿两根丝线,将远心端结扎、近心端用动脉夹夹住,用眼科剪在动脉上剪一"V"形切口,并将连有压力换能器的动脉套管插入"V"形切口中,用线结扎。检查无误后,打开三通管与压力换能器的连通,以备描记血压。

4. 建立兔耳缘静脉通道,以备给药。每次给药后,需用生理盐水0.5mL将药液冲入静脉内。描记一段正常血压后,开始给药。

5. 给药并观察血压变化情况:具体如下。

(1)观察拟肾上腺素药物对血压的影响:分别给予0.01%肾上腺素溶液(0.1mL/kg)、0.01%去甲肾上腺素溶液(0.1mL/kg)、0.05%异丙肾上腺素溶液(0.1mL/kg)。

(2)观察应用α受体阻断剂(酚妥拉明)后上述3种拟肾上腺素药对血压的影响:将2.5%酚妥拉明溶液(0.2mL/kg)缓慢推入,用药2~5分钟后,再重复给予上述3种拟肾上腺素药。

(3)观察应用β受体阻断剂(心得安)后上述3种拟肾上腺素药对血压的影响:将0.25%心得安溶液(0.1mL/kg)缓慢推入,用药5分钟后,再重复给予上述3种拟肾上腺素药。

【实验结果】

将上述实验结果填入表2-2-9中。

表2-2-9　传出神经系统药物对血压和心率的影响

药物		平均动脉压变化情况			心率变化情况		
先给	后给	给药前	给药后	恢复后	给药前	给药后	恢复后
—	肾上腺素						
	去甲肾上腺素						
	异丙肾上腺素						
酚妥拉明	肾上腺素						
	去甲肾上腺素						
	异丙肾上腺素						
普萘洛尔	肾上腺素						
	去甲肾上腺素						
	异丙肾上腺素						

【注意事项】

1. 分离血管及神经时动作应轻柔。

2. 每次给药时，应等待前一次药物引起的血压变化基本恢复正常后再进行。

3. 实验结束后，动物可采用夹住气管窒息、静推空气栓塞等方法处死，及时将实验器械及套管冲洗干净，以防发生堵塞。

【思考题】

什么是肾上腺素升压作用的翻转现象？

实验八　有机磷农药中毒与解救

【知识导读】

有机磷酸酯类农药进入机体后，可与胆碱酯酶发生难逆性结合，抑制胆碱酯酶活性，使其丧失水解乙酰胆碱的能力，造成乙酰胆碱在体内大量堆积，从而会产生一系列急性中毒症状。

阿托品为选择性的M胆碱受体阻断剂，大剂量应用时还可阻断N受体，可与乙酰胆碱竞争占领M、N受体，阻断乙酰胆碱对这些受体的激动作用，因而能有效地解除有机磷酸酯类中毒的M样症状和N样症状，是解救有机磷酸酯类中毒的对症治疗药物。

解磷定是有机磷酸酯类中毒的特效解救药，因其可使胆碱酯酶复活，恢复胆碱酯酶水解乙酰胆碱的能力，故能彻底解除有机磷酸酯类农药急性中毒的症状和体征。解磷定对循环和呼吸的解救作用起效较慢，是解救有机磷酸酯类中毒的对因治疗药物。

【实验目的】

观察有机磷农药中毒的症状，以及阿托品、解磷定对有机磷农药中毒的解救效果，初步分析其解救原理。

【实验原理】

有机磷农药能与胆碱酯酶牢固结合，使之失去水解乙酰胆碱的活性，造成突触间隙乙酰胆碱大量堆积，从而产生一系列中毒症状（如 M 样症状、N 样症状）。阿托品是 M 受体阻断药，解磷定是胆碱酯酶复活药，可不同程度地解救有机磷农药中毒。其中，阿托品可解除 M 样症状，但对肌震颤无效；解磷定可使胆碱酯酶复活，对肌震颤有效。

【实验材料】

1. 实验动物：家兔 1 只。

2. 实验药品：10% 敌百虫溶液、0.1% 硫酸阿托品溶液、2.5% 碘解磷定溶液。

3. 实验器材：注射器、5 号针头、台式磅秤、瞳孔尺。

【实验方法及步骤】

1. 取家兔 1 只，称重后，分别观察家兔的全身状况、活动情况、呼吸（次数、有无呼吸困难、呼吸道有无分泌等）、瞳孔大小、唾液分泌情况、大小便、肌张力及有无肌震颤等指标，并做好记录。

2. 先在兔耳缘静脉注射 10% 敌百虫溶液 1mL/kg，密切观察上述各项指标的变化情况；待中毒症状明显时，立即于耳缘静脉注射 0.1% 硫酸阿托品溶液 1mL/kg，观察哪些指标能改善；然后自耳缘静脉注射 2.5% 碘解磷定溶液 2mL/kg，观察上述指标有什么变化，并做好记录。

【实验结果】

将上述实验结果填入表 2-2-10 中。

表 2-2-10　家兔有机磷酸酯中毒的解救

药物	瞳孔大小	唾液分泌情况	大小便	肌震颤	呼吸情况
用药前					
10% 敌百虫溶液					
0.1% 阿托品溶液					
2.5% 碘解磷定溶液					

【注意事项】

1. 实验室应保持良好通风，以免敌百虫由呼吸道吸入。

2. 应密切观察家兔各项生理指标变化情况，中毒解救时动作要快，否则家兔可能会迅速死亡。

【思考题】

有机磷酸酯类农药中毒有哪些临床表现？

实验九 药物的镇痛作用

【知识导读】

疼痛是一种令人不快的感觉和情绪上的感受，是伴有实质上的或潜在的组织损伤。疼痛依据持续时间，可分为急性疼痛和慢性疼痛两类。

1. 急性疼痛：短期存在，少于 2 个月多起源于新近的躯体损伤，损伤的直接作用（如手术、创伤后等疼痛）对患者有保护作用。

2. 慢性疼痛：持续 3 个月或以上，多数与以往的损伤有关，除受损伤本身的影响外，还受许多其他的因素影响（如心理因素、社会因素、经济因素等），通常主诉为刀割样、搏动性和压迫样疼痛。内脏性疼痛常更加弥散，表现为钝痛和痉挛痛；神经病理性疼痛通常为外周或中枢神经系统遭受伤害所引起，可形容为烧灼样痛、锐痛或电击样痛。

世界卫生组织将疼痛程度划分为 5 度。

0 度：不痛。

1 度：轻度痛，为间歇痛，可不用药。

2 度：中度痛，为持续痛，常影响休息，需用止痛药。

3 度：重度痛，为持续痛，如不用药，则不能缓解疼痛。

4 度：严重痛，为持续剧痛，并伴有血压、脉搏等的变化。

镇痛药效研究常采用一些筛选实验，其主要原理是对实验动物施加引起疼痛的刺激，引起痛反应，观察药物对痛反应的影响以定量疼痛，从而较客观地评价药效。痛刺激的方法很多，概括起来可分为物理（热、电、机械）性和化学性两大类，所引起的反应也各不相同，主要有反射性退缩、利于逃避刺激的姿势、强力逃避行为（如跑动、跳跃）和延长的保护性活动（如舔、咬、挣扎）等。

【实验目的】

1. 学习用扭体法筛选镇痛药物的实验方法。

2. 观察药物的镇痛作用。

【实验原理】

扭体法是筛选镇痛药的经典方法，将醋酸注入小鼠腹腔，可刺激腹腔引起大面积而较持久的疼痛，致使小鼠产生扭体反应（表现为腹部收缩内凹、躯体及后肢伸张、臀部抬高等）。镇痛药能减轻疼痛反应，可明显减少小鼠发生扭体反应的次数。

【实验材料】

1. 实验动物：小鼠（体重 18～22g）。

2. 实验药品：0.2% 哌替啶溶液、0.6% 冰醋酸溶液、生理盐水。

3. 实验器材：1mL 注射器、鼠笼、电子天平。

【实验方法及步骤】

1. 取健康小鼠 4 只，称重，随机分为 2 组，每组 2 只，观察各鼠的正常活动情况。

2. 分别给两组小鼠腹腔注射 0.2% 哌替啶溶液及生理盐水，给药剂量均为 0.01mL/g。

3. 给药 30 分钟后，再给各鼠分别腹腔注射 0.6% 冰醋酸溶液 0.3mL，观察并记录 10 分钟内扭体反应的动物数以及各鼠扭体反应的次数。

4. 实验完毕后，汇总全实验室的实验结果，将所测得的结果代入下列公式进行计算。

$$药物镇痛百分率 = \frac{实验组无扭体反应的动物数 - 对照组无扭体反应的动物数}{对照组扭体反应的动物数} \times 100\%$$

【实验结果】

将上述实验结果填入表 2 - 2 - 11 中。

表 2 - 2 - 11 药物对小鼠的镇痛作用（扭体法）

组别	动物数	扭体反应动物数	平均扭体次数	无扭体反应的动物数	镇痛百分率
哌替啶组					
生理盐水组					

【注意事项】

1. 冰醋酸有挥发性，用前宜临时配制。

2. 实验室的室温不宜低于 10℃，否则小鼠不易发生扭体反应。

3. 给药组比对照组的扭体反应发生率减少 50% 以上，才能认为药物有镇痛效力。

【思考题】

1. 疼痛模型复制的实验方法是什么？

2. 哌替啶镇痛的机制是什么？

3. 哌替啶和阿司匹林的镇痛作用有何区别？

4. 影响实验结果的因素有哪些？

实验十 地西泮的抗惊厥作用

【知识导读】

地西泮为苯二氮䓬类抗焦虑药，具有抗焦虑、镇静、催眠、抗惊厥、抗癫痫及中枢性肌肉松弛作用，其抗焦虑作用选择性很强，是氯氮䓬的 5 倍，这可能与其选择性地作用于大脑边缘系统，并与中枢苯二氮䓬受体结合而促进 γ - 氨基丁酸（GABA）的释放或突触传递功能有关。较大剂量的地西泮可诱导入睡，与巴比妥类催眠药比较，具有治疗指数高、对呼吸影响小、对快波睡眠（REM）几无影响、对肝药酶无影响、大剂量时亦不引起麻醉等特点，是目前临床上最常用的催眠药。此外，地西泮还具有较好的抗癫痫作用，对癫痫持续状态极为有效，静脉注射时，可使 70% ~ 80% 的癫痫患者得到控制，但对癫痫小发作及小儿阵挛性发作的效果不如硝西泮；中枢性肌肉松弛作用比氯氮䓬强，为其 5 倍左右，而抗惊厥作用很强，为氯氮䓬的 10 倍左右。地西泮口服吸收快，约 1 小时达血药浓度高峰；肌内注射后吸收不规则而且慢，静脉注射时可迅速进入中枢而生效，但快速再分布，故而持续时间短，血 $t_{1/2}$ 为 20 ~ 50 小时；经肝脏代谢为奥沙西泮，仍有生物活性，故连续应用时可蓄积；可透过胎盘屏障，进入胎儿体内；主要自肾脏排出，亦可从乳汁排泄。

【实验目的】

1. 掌握惊厥模型的制备方法。

2. 观察地西泮的抗惊厥作用。

【实验原理】

惊厥是指骨骼肌发生异常的非自主性强直与阵挛性抽搐，并可引起关节的运动。尼可刹米可吸收入血，使小鼠出现兴奋、抽搐、惊厥作用。地西泮可作用于大脑边缘系统，加强了 γ - 氨基丁酸能神经元的抑制作用，从而能有效地抑制尼可刹米的中毒惊厥反应。

【实验材料】

1. 实验动物：小鼠。

2. 实验药品：2.5% 尼可刹米溶液、0.5% 地西泮溶液、生理盐水。

3. 实验器材：电子天平 1 台、1mL 注射器 3 支、大烧杯 2 个。

【实验方法及步骤】

取小鼠 2 只，称重，分别编号为甲、乙；给甲鼠腹腔注射 0.5% 地西泮溶液 0.01mL/g，并给乙鼠腹腔注射生理盐水 0.01mL/g 作为对照；10 分钟后，分别给两鼠皮下注射 2.5% 尼可刹米溶液 0.01mL/g，随即将它们置于大烧杯内，观察有无惊厥发生（以后肢强直为惊厥指标），以及惊厥反应的程度与速度。

【实验结果】

将上述实验结果填入表 2 - 2 - 12 中。

表 2 - 2 - 12 地西泮的抗惊厥作用

鼠号	体重	药物	剂量	有无惊厥	起始时间	持续时间	结果
甲		0.5% 地西泮溶液					
		2.5% 尼可刹米溶液					
乙		生理盐水					
		2.5% 尼可刹米溶液					

【注意事项】

1. 注射药物前，应密切观察小鼠正常的活动情况，以便用药后做对照观察。

2. 以小鼠后肢强直作为惊厥的指标。

3. 提前将镇静催眠药物准备好，当小鼠出现惊厥后，应及时给药。

4. 详细观察给地西泮和生理盐水后小鼠的不同反应。

5. 根据需要，也可选用巴比妥类药物进行抗惊厥实验。

【思考题】

动物惊厥模型建立的方法是什么？

实验十一　氯丙嗪的降温作用（设计性实验）

【知识导读】

人工冬眠疗法利用药物使机体处于冬眠状态，以降低代谢、减轻细胞耗氧、改善微循环、使细胞免于遭受严重损害，可为原发病的治疗争取时间。因该疗法是人类医学及仿生物学共同研究的结果，故称人工冬眠疗法。常用的冬眠药物配方包括以下3种。

冬眠合剂Ⅰ号：哌替啶（度冷丁）100mg、氯丙嗪（冬眠灵）50mg、异丙嗪50mg。

冬眠合剂Ⅱ号：哌替啶100mg、异丙嗪50mg、氢化麦角碱（安得静）0.6mg。

冬眠合剂Ⅲ号：哌替啶100mg、异丙嗪50mg、乙酰丙嗪20mg。

以上所列剂量为1个剂量，临床可根据病情选用其中之一。

冬眠合剂Ⅰ号的镇静、降温作用较强，适用于感染性休克、高热型中暑、脑炎、脑外伤、烧伤、妊娠高血压综合征等。冬眠合剂Ⅱ号的镇静、降温作用较弱且缓和，对血流动力学的影响轻微，有改善冠脉循环、减慢心率的作用，适用于伴有心动过速者。冬眠合剂Ⅲ号的作用虽与冬眠合剂Ⅰ号相似，但较冬眠合剂Ⅰ号强，适用于破伤风、癫痫持续状态的患者。

【实验目的】

掌握实验设计的基础理论，通过观察氯丙嗪的降温作用，掌握其降温特点，并可联系临床应用。

【实验原理】

氯丙嗪属于中枢多巴胺受体的阻断剂，除具有镇静、抗精神病、镇吐、降低体温及基础代谢、阻断 α 肾上腺素受体和 M 胆碱能受体作用外，还具有抗组胺、影响内分泌的作用，临床常用于控制精神分裂症或其他精神病患者的躁动、紧张不安、幻觉、妄想等症状，以及治疗各种原因引起的呕吐；亦可用于低温麻醉及人工冬眠；还可与镇痛药合用，治疗癌症晚期患者的剧痛。

氯丙嗪的降温机制：氯丙嗪可抑制体温调节中枢，使体温调节中枢失灵，导致体温随外界环境温度的变化而变化，在外界环境温度低于机体正常温度时，可使体温降到正常水平以下。

【实验材料】

1. 实验动物：小鼠（体重 18～22g）。

2. 实验药品：氯丙嗪、生理盐水。

3. 实验器材：1mL 注射器、体温计、冰箱（冰块）、电子天平。

【实验方法及步骤】

本次实验为同学们提供小鼠 4 只、体温计 1 支，以及 A、B 两种药水（分别为氯丙嗪和生理盐水），由同学们自己设计实验分组及实验步骤，通过实验结果来判断 A、B 药水所对应的药品名称，总结实验所用原理，并掌握氯丙嗪的降温特点。

【实验结果】

将实验结果填入表 2 – 2 – 13 中。

表 2 – 2 – 13　氯丙嗪对小鼠体温的影响

编号	体重	给药前肛温	药物剂量	给药后肛温
1				
2				低温 30 分钟
3				
4				

【注意事项】

1. 室温可影响实验结果，必须在 30℃ 以下进行本次实验。

2. 无冰箱时，也可在大盆中放入冰块，造成局部环境低温后再进行实验。

【思考题】

氯丙嗪与阿司匹林在解热方面的异同点有哪些？联系两药在临床上的不同应用。

实验十二　强心苷对离体蛙心作用的观察

【知识导读】

心脏正常的节律性活动必须在适宜的理化环境中进行，一旦适宜的环境被破坏，如离子浓度或酸碱度的急剧改变等，心脏的活动就会受到影响。在人体内，心脏的活动受自主神经的双重支配，交感神经兴奋时，其末梢释放去甲肾上腺素，使心肌收缩力增强，心率加快；迷走神经兴奋时，其末梢释放乙酰胆碱，使心肌收缩力减弱，心率减慢。

蟾蜍或蛙的心脏离体后，用理化特性近似于血浆的任氏液灌流，在一定时间内，可保持蛙心比较稳定的节律性收缩和舒张；改变任氏液的组成成分，如改变 Na^+、K^+、Ca^{2+} 的浓度及酸碱度等，心脏跳动的频率和幅度就会发生相应的改变。

【实验目的】

学习离体蛙心的制备，观察药物对离体蛙心收缩强度、节律的影响。

【实验原理】

将斯氏蛙心套管直接插入蛙心腔，并将药物加到套管中，直接作用于心脏，可以观察心脏的收缩幅度、频率和节律等指标。强心苷的正性肌力作用、负性频率作用在心脏因缺钙引起的心力衰竭中表现更为明显。

【实验材料】

1. 实验动物：蟾蜍或蛙 1 只。

2. 实验药品：西地兰注射液（或 5% 洋地黄溶液、0.1% 毒毛花苷 G 溶液）、任氏液（pH 7.0）、低钙任氏液（$CaCl_2$ 含量为常规任氏液的 25%）或无钙任氏液、1% $CaCl_2$ 溶液。

3. 实验器材：眼科剪、蛙板、毁髓针、玻璃分针、斯氏蛙心套管、丝线、蛙心夹、张力换能器、记录仪、记录装置。

【实验方法及步骤】

1. 将蟾蜍或蛙清洗干净，破坏其脑和脊髓，暴露心脏。

2. 在蟾蜍或蛙的主动脉左侧分支下穿两根丝线、右侧分支下穿一根丝线、动脉主干下穿一根丝线备用；先结扎动脉干右侧分支，再用玻璃分针将心脏翻至背面，在静脉窦以外结扎前、后腔静脉（注意勿扎住静脉窦）；将心脏翻至腹面，结扎动脉干左侧分支远端，然后用眼科剪在左侧分支近心端剪一斜口；取一斯氏蛙心套管，向其内注入适量任氏液，以右手拇指堵住套管外口、示指和无名指夹持蛙心套管，用左手提起动脉干左侧分支远端结扎线，将蛙心套管的尖端自斜口插入动脉腔内，插至动脉圆锥时略向后退，在心室收缩时，沿心室后壁方向向下插入心室，当套管插入心室后，管内液面会随着心室跳动而上下波动；最后，用近心端备用线结扎并固定蛙心套管和动脉管壁，并将结扎线固定于套管侧壁的小突起上；提起套管，在结扎线远心端分别剪断动脉干左、右侧分支和前、后腔静脉，将心脏离体，迅速用任氏液反复换洗套管内的液体，直至液体完全澄清；用双凹夹将蛙心套管固定于铁支架上备用。在心室舒张时，用蛙心夹夹住心尖约 1mm，将蛙心夹上的丝线向下绕过滑轮，并且向上连接到张力换能器上，再将张力换能器连接到计算机的相应接口上，启动计算机并开启生物信号采集处理系统。

3. 实验数据的采集和处理：选用 BL-420A 生物信号采集与分析系统，可用系统设计好的模块进行实验，也可自己选择通道和张力信号。前者的步骤是"菜单"—"实验项目"—"循环实验"—"蛙心灌流实验"，用已确定好的实验程序进行实验，一旦选定，会有相应的参数设定对话框出现，根据实验具体情况设定所需参数，观察正常的心脏收缩曲线。后者的步骤是输入信号到 1 通道，选择张力信号，开始记录，并根据具体情况调整放大倍数、扫描速度等参数。

4. 观察项目：记录正常的心脏活动曲线，然后按以下顺序添加药物，并记录收缩幅度和心率变化。①换入低钙任氏液；②当心脏收缩显著减弱时，向套管里面加入西地兰注射液或 5% 洋地黄溶液/0.1% 毒毛花苷 G 溶液 0.2mL。

【实验结果】

评价药物的强心作用，主要观察给药前、后心脏的收缩幅度和心率变化，记录观察数据，并将实验组的结果计算后填入表 2－2－14 中。

表 2－2－14 强心苷对蛙心的作用

组别	例数	心脏频率	振幅
正常对照组			
低钙任氏液组			
强心苷组			

【注意事项】

1. 每项实验都应有前后对照，并及时做上标记，以免混淆。

2. 添加药物时，先加入 1～2 滴，作用不明显时可再补加。

3. 换洗时，不要让空气进入心室。

4. 连接蛙心夹和张力换能器的丝线松紧度要合适。

5. 在实验过程中，应始终保持套管内的液面在相同高度。

【思考题】

1. 强心苷有哪些药理作用？

2. 强心苷正性肌力作用的特点有哪些？

实验十三 药物对离体家兔或豚鼠心脏冠脉流量的影响（综合性实验）

【知识导读】

1. 离体心脏实验最常用的方法有八木氏法、Straub 法和 Langendorff 法。前两种方法适用于观察药物对两栖类动物（如青蛙、蟾蜍等）离体心脏的影响，主要观察药物直接对心肌收缩力、传导与心输出量的影响。Langendorff 法适用于研究药物对哺乳类动物（如兔、豚鼠、大鼠和猫等）离体心脏的影响，观察药物对心肌的直接作用，还可以观察药物对冠脉流量的影响。

2. 离体实验的条件主要包括供氧、供能、恒温、恒压。

3. 冠脉循环的解剖特点：心肌的血液供应来自左、右冠状动脉。冠状动脉的两个开口在主动脉根部动脉瓣上方，分别叫作左前窦、右后窦。左、右冠状动脉及其分支的走向可有多种变异。左冠状动脉主要供应左心室的前部，右冠状动脉主要供应左心室的后部和右心室。左冠状动脉的血液流经毛细血管和静脉后，主要经由冠脉窦回流入右心房；而右冠状动脉的血液则主要经较细的心前静脉直接回流入右心房。另外，还有一小部分冠脉血液可通过心最小静脉直接流入左、右心房和心室腔内。

4. 灌流方法：采用逆血流方向灌注营养液，主动脉瓣关闭，营养液经冠状动脉开口进入心脏冠脉循环，再经由左、右心房及心室从上、下腔静脉和肺静脉等断口处流出。

【实验目的】

学习离体心脏冠脉灌流实验的方法，观察几种药物对兔或豚鼠心脏冠脉流量、心率和收缩力的影响。

【实验原理】

离体心脏通过主动脉插管，将恒温、恒压的灌流液由冠状动脉灌流入整个心肌，然后灌流液经冠状静脉窦从右心房流出。收集灌流液的多少，可以反映冠脉流量。传出神经系统药物可通过作用于心脏和血管平滑肌上相应的受体而产生心血管效应，从而导致血压发生变化。

【实验材料】

1. 实验动物：家兔或豚鼠 1 只。

2. 实验药品：10μg/mL 盐酸肾上腺素溶液、0.1% 维拉帕米溶液、0.1U/mL 垂体后叶素溶液、1% 亚硝酸钠溶液、任氏液。

3. 实验器材：灌流瓶、恒压管、恒温水浴槽、蛇形玻管、主动脉插管、温度计、换能器、记录仪、供氧装置、手术器械 1 套、培养皿、漏斗、量筒、小烧杯、注射器、秒表。

【实验方法及步骤】

1. 调节恒温装置：向恒温水浴槽中加水，调节水温，使之恒定在 37℃。将恒温浴槽中蛇形玻管的下端与主动脉插管相通（在胶管处备一弹簧夹）、上端与恒压管连接，恒压管的另一端则与盛有任氏液的灌流瓶连通。调节恒压管的高度，使管内液面高出主动脉根部 50cm 左右。在全部管道内充满任氏液，排出气泡，先用弹簧夹夹住，按每分钟 40 ~ 60 个气泡的速度通氧。

2. 离体心脏制备：取家兔或豚鼠 1 只，用木棒击其后脑致死；剪开胸壁，暴露心脏，剪破心包，轻轻提起心脏，保护好心房；用弯剪剪断与心脏连接的血管，取出心脏，立即将心脏放入 4℃ 的任氏液中，轻轻挤压心脏，排出余血；找出主动脉残端，将其套在主动脉插管上，结扎固定；打开弹簧夹，使任氏液由冠脉流经心肌而进入右心房，从腔静脉、肺动脉的断端流出；用蛙心夹夹住心尖部，连接换能器与记录仪，记录心缩曲线；在心脏下置一漏斗，下接量筒，以测定冠脉流量。

3. 冠脉流量的测定：使心脏适应约 10 分钟后，测量连续 3 分钟的每分钟冠脉流量，若数值相近，则以其平均值作为给药前的正常流速，此后以 5 ~ 10mL/min 为宜，亦可根据心脏大小，适当调节灌流压而加以控制。

4. 观察药物的作用：测定正常冠脉流量后，从心脏插管的侧支依次注入下述各药，测定注药后 5 ~ 10 分钟内的每分钟冠脉流量（根据药物作用维持时间的久暂而定），找出其极值，算出给药后冠脉流量的最大增减值。需要注意的是，每给一种药物，需待其恢复至正常冠脉流量后，才可给予另一种药物。

（1）10μg/mL 盐酸肾上腺素溶液 0.2mL。

（2）0.1% 维拉帕米溶液 0.2mL。

（3）0.1U/mL 垂体后叶素溶液 0.3mL。

（4）1% 亚硝酸钠溶液 0.3mL。

【实验结果】

将上述实验结果填入表 2-2-15 中。

表 2-2-15　药物对离体家兔或豚鼠心脏冠脉流量的影响

给药次序	药物及注入量	心肌收缩力变化	冠脉流量/mL										冠脉流量增减百分率
			给药前				给药后						
			1	2	3	均值	1	2	3	4	5	… 极值	
1													
2													
3													
4													

注：流量增减百分率 = $\dfrac{\text{给药后均值} - \text{给药前均值}}{\text{给药前均值}} \times 100\%$；当流量增加 30% 以上时，可认为有明显的扩张冠脉作用。

【注意事项】

1. 制备离体心脏时，不要伤及窦房结，操作要迅速。

2. 动脉插管不宜过深，以免堵住冠脉开口。

【思考题】

药物对离体家兔或豚鼠心脏冠脉流量的影响因素有哪些？

实验十四　呋塞米的利尿作用

【知识导读】

尿生成包括三个基本过程：血浆在肾小球毛细血管处的滤过，形成超滤液；超滤液在流经肾小管和集合管的过程中被选择性重吸收；肾小管和集合管的分泌和排泄，最后形成终尿。

1. 肾小球滤过：血液流经肾小球毛细血管网的滤过是一种超滤过。毛细血管与肾小囊之间的结构称为滤过膜。血浆中除蛋白质外，几乎所有成分均能被滤过，进入肾小囊腔，这种超滤液称为原尿。影响肾小球滤过的因素有肾小球毛细血管血压、囊内压、血浆胶体渗透压、肾血浆流量、滤过系数。

2. 肾小管和集合管的重吸收：指小管液中的成分被上皮细胞转运返回血液的

过程。大部分的物质都是在近端小管被重吸收的，其中葡萄糖和氨基酸全部被重吸收，Na^+、Ca^{2+} 和尿素等可不同程度地被重吸收，而肌酐、H^+、K^+ 等则可被分泌到小管液中而排出体外。可见，肾小管和集合管上皮细胞对小管液中的各种物质进行了选择性重吸收。

3. 肾小管和集合管的分泌和排泄：分泌作用指小管上皮细胞将自身代谢的产物泌入小管液的过程。H^+、K^+ 和 NH_3 在肾小管和集合管均能分泌，原尿中的 K^+ 绝大部分已在近曲小管被重吸收，尿中排出的 K^+ 主要是远曲小管和集合管分泌的，肌酐、对氨基马尿酸以及进入机体的某些药物(如青霉素、酚红等)由近球小管主动排泄，形成终尿。

【实验目的】

1. 了解急性利尿实验的方法(膀胱内套管法，实验时用注射器代替膀胱套管)。

2. 观察呋塞米对麻醉兔的利尿作用。

【实验原理】

呋塞米(速尿)是高效能利尿药。其利尿作用的特点：①利尿快、强，口服 20～30 分钟起效，可维持 6～8 小时；②大量排 Na^+、K^+、Cl^-、Ca^{2+}、Mg^{2+}，尿酸减少；③可作用于髓袢升支粗段髓质部与皮质部，抑制升支管腔膜侧的 $Na^+ - K^+ - 2Cl^-$ 共同转运体，从而抑制 NaCl 的重吸收，使肾的稀释尿液功能与浓缩尿液功能都降低，导致尿中的 Na^+、Cl^- 带走水分，排出大量近于等渗的尿液，从而发挥强大的利尿作用，同时也增加了 Ca^{2+}、Mg^{2+} 的排出。

【实验材料】

1. 实验动物：家兔 1 只。

2. 实验药品：1% 呋塞米溶液、20% 乌拉坦溶液、生理盐水。

3. 实验材料：兔手术台、手术器械 1 套、膀胱套管、量筒、烧杯、注射器、兔灌胃器、婴儿秤。

【实验方法及步骤】

1. 取家兔 1 只，称重，并用生理盐水灌胃(30mL/kg)。

2. 按 5mL/kg 的剂量将 20% 乌拉坦溶液由兔耳缘静脉缓慢注入，进行麻醉。麻醉后，将家兔仰卧位固定于手术台上，剪去其腹部被毛，在耻骨联合上方沿正中线做长约 5cm 的皮肤切口，沿腹白线切开腹腔，找出膀胱(如尿多，可用注射器抽出)；在膀胱三角区避开大血管做一长约 1.5cm 的切口，插入膀胱套管(用注射器代替)，将注射器管口对准两侧输尿管出口，结扎并固定注射器管。待注射器内充满尿液后，尿液便从管口滴出，轻轻将膀胱连同注射器回纳入腹腔，闭合腹腔切口。

3. 待流出的尿量稳定后，用量筒收集 10 分钟的尿液；由耳缘静脉注入 1% 呋塞米溶液(0.2mL/kg)，给药 2～3 分钟后，尿量明显增加，记录 10 分钟所排除的尿量。比较给药前、后尿量的变化情况。

【实验结果】

将实验结果填入表 2 - 2 - 16 中。

表 2 - 2 - 16 呋塞米对家兔的利尿作用

动物	操作	10 分钟尿量/mL
家兔	给呋塞米前	
	给呋塞米后	

【注意事项】

1. 在膀胱内安置注射器管后，必须待注射器自然积满尿液后才会有液体自管口滴出。

2. 将膀胱和注射器管送回腹腔并关闭腹腔时，应尽量使膀胱及邻近脏器保持自然位置。

【思考题】

利尿药的分类及其代表性药物是什么？呋塞米的临床用途是什么？

实验十五　肝素和氨甲环酸对小鼠凝血时间的影响

【知识导读】

临床常用的止血药包括以下几类。

1. 促进凝血过程的止血药：如凝血酶、凝血酶原复合物、维生素 K。

2. 抗纤溶系统类药物：如氨甲苯酸(止血芳酸)、氨甲环酸(止血环酸)。

3. 作用于血管的止血药：如酚磺乙胺、卡洛磺酸钠、垂体后叶素。

4. 其他类止血药：如云南白药、鱼精蛋白。

其中，氨甲环酸为目前临床广泛使用的抗纤溶酶药物，主要用于急性、慢性、局限性或全身性原发性纤维蛋白溶解亢进所致的器官或腺体出血，如肺、肝、胰、肾上腺、甲状腺、前列腺等手术后出血，以及产后出血、前列腺增生出血等(因这些脏器及尿内存有较大量的纤溶酶原激活因子)，但对癌症出血、创伤出血及非纤维蛋白溶解引起的出血无效。需要注意的是，氨甲环酸能透过血脑屏障，进入脑脊液，可导致视物模糊、头痛、头晕、疲乏等中枢神经系统症状，还可有恶心、呕吐等反应，偶有药物过量致颅内血栓形成或出血的报道。

【实验目的】

1. 掌握肝素和氨甲环酸的抗凝血和促凝血作用及作用机制。

2. 学习用毛细玻管法和玻片法测定小鼠凝血时间的方法。

【实验原理】

凝血时间是指血液自离体到凝固所需要的时间。凡是能影响凝血因子活性或数量的因素，都可以影响机体的凝血过程。血液离体后，接触带阴性电荷的玻璃表面时，凝血因子被激活，最后使纤维蛋白原转变成纤维蛋白而凝血，其所费时间的长短主要与各凝血因子的含量和功能有关。测定凝血时间可以观察受试药物对凝血过程的影响。肝素通过抑制多种凝血因子的形成而发挥抗凝作用，可使凝血时间延长。氨甲环酸通过抑制纤溶系统、抑制纤维蛋白的溶解而产生止血效果，可使凝血时间缩短。

【实验材料】

1. 实验动物：小鼠(体重 18~22g)。

2. 实验药品：0.4%肝素溶液、0.1%氨甲环酸溶液、生理盐水。

3. 实验器材：天平、1mL 注射器、清洁载玻片、毛细玻璃管(内径 1mm、长度 10cm)、针头、镊子。

【实验方法及步骤】

先取小鼠 6 只，称重，分成 3 组，标记；再分别给予各组小鼠腹腔注射 0.02mL/g 剂量的 0.4%肝素溶液、0.1%氨甲环酸溶液和生理盐水。

1. 毛细玻管法：给药 20 分钟后，以毛细玻璃管做眼眶内眦穿刺，取 5cm 的血柱，1 分钟后折断 5mm，然后每隔 30 秒折断毛细玻璃管约 5mm，并缓慢水平分离，观察折断处是否出现凝血丝。记录从毛细玻璃管采血至出现凝血丝的时间，即为凝血时间。

$$凝血时间 = 60'' + (n-1) \times 30'' (n 为折断次数)$$

2. 玻片法：给药 20 分钟后，摘除小鼠眼球，取眦球后静脉血，第一滴舍去不用，分别滴血于清洁载玻片上，使血滴直径达 5~10mm，立即开始计时，隔 30 秒，用干燥针头挑动血滴一次，直至针头能挑起纤维蛋白丝，即为凝血时间；可取另一滴血做平行测定，记录结果。

【实验结果】

将实验结果填入表 2-2-17 中。

表 2-2-17　肝素和氨甲环酸对小鼠凝血时间的影响

组别	动物数	药物剂量	凝血时间	凝血时间变化率
空白对照(生理盐水)组	2			
肝素组	2			
氨甲环酸组	2			

【注意事项】

1. 实验时的室温应保持在 14~18℃。

2. 所用毛细玻璃管的内径应该均匀一致。

3. 用毛细玻璃管采血后，不宜长时间拿在手中，以免影响凝血时间。

4. 将毛细玻璃管插入内眦后，若无血柱出现，将玻璃管轻轻旋转一下即可。

5. 挑动血滴会使凝血时间缩短，准确性差，因此玻片法仅能作为初筛方法测试药物的止血效果。

6. 实验所用器材必须干燥、清洁。

【思考题】

肝素和氨甲环酸对凝血时间有何影响？二者的作用机制如何？各自的临床用途有哪些？

实验十六 氢化可的松的抗炎作用

【知识导读】

人体每天都会分泌一定数量的糖皮质激素（如氢化可的松的每日分泌量为 15～30mg）。生理剂量范围内的糖皮质激素对人体的作用主要是影响物质代谢的过程。人体内的物质代谢主要是指糖代谢、蛋白质代谢、脂肪代谢，以及水和电解质代谢等。

长期使用糖皮质激素会引发一系列不良反应，主要有类肾上腺皮质功能亢进症的表现（库欣综合征），即满月脸、水牛背、向心性肥胖、多毛、痤疮、皮肤变薄、低血钾、高血压、糖尿病等；并可诱发或加重感染；消化系统并发症包括诱发或加重溃疡；心血管系统并发症包括高血压、动脉粥样硬化；此外，还可出现骨质疏松、肌肉萎缩、伤口愈合迟缓、精神失常等。

【实验目的】

观察氢化可的松的抗炎作用。

【实验原理】

药理剂量的糖皮质激素具有抗炎、抗免疫、抗休克等作用，将二甲苯涂于鼠耳部，可致局部细胞损伤，促使组胺、缓激肽等致炎物质释放，造成耳部急性炎性水肿。根据鼠耳肿胀程度，可判断药物的抗炎作用。

【实验材料】

1. 实验动物：小鼠。

2. 实验药品：0.5% 氢化可的松注射液、伊文思蓝溶液、二甲苯溶液、生理盐水。

3. 实验器材：天平、1mL 注射器、8mm 打孔器、移液枪。

【实验步骤】

1. 每个实验小组随机取小鼠 2 只，称重，标记。

2. 给予实验组小鼠腹腔注射 0.5% 氢化可的松注射液 0.005～0.01mL/g（25～30mg/kg），给予对照组小鼠腹腔注射等量的生理盐水。

3. 给药 30 分钟后，分别于两鼠尾静脉注射伊文思蓝溶液 0.02mL/g，左耳前、后面用移液枪涂布二甲苯溶液 0.05～0.1mL 致炎；记录涂抹时间、蓝色初现时间及蓝色深度。

4. 给药 2 小时后，处死小鼠，沿耳郭基部剪下双耳，分别用打孔器打下圆耳片，称重，算出左、右耳重量差异并记录。

【实验结果】

将实验结果填入表 2 - 2 - 18 中。

表 2 - 2 - 18　氢化可的松对小鼠耳炎性肿胀的影响

组别	小鼠编号	耳片重			耳郭蓝染	
		左耳	右耳	差值	初现时间	深度（60 分钟）
实验组						
对照组						

【实验注意事项】

1. 应严格按照随机原则进行分组。

2. 尾静脉注射的方法要正确，可预先练习一下。

3. 用二甲苯涂抹的部位要一致，并与打孔部位吻合；建议小鼠用颈椎脱臼法处死。

4. 左、右耳片重量之差即为炎症肿胀度，汇总全实验室的结果，比较组间差异的显著性。

【思考题】

小鼠两耳为什么会出现重量变化？氢化可的松在这里发挥了什么作用？

实验十七　链霉素的急性中毒及解救

【知识导读】

链霉素是由土壤放线菌产生的，能有效抵抗许多细菌，主要用于治疗结核病、鼠疫、百日咳、细菌性痢疾、泌尿系统感染以及主要由革兰氏阴性细菌引起的其他传染病。链霉素是一种氨基糖苷类药，经主动转运通过细菌细胞膜，与细菌核糖体 30S 亚单位的特殊受体蛋白结合，干扰信息核糖核酸与 30S 亚单位间起始复合物的形成，抑制蛋白合成，可使 DNA 发生错读，导致无功能蛋白质的合成；还可使多聚核糖体分裂而失去合成蛋白的功能，导致大量氨基糖苷类进入菌体，引起细菌的细胞膜破裂，最终导致细胞死亡。链霉素的急性中毒表现以麻木、头晕、耳聋等为多见，多在用药 10 天内出现，最短者于注射后 20 分钟内即可出现麻木，持续 1 ~ 6 小时，重者可延续 24 小时尚不消失；亦可出现口周麻木、头晕、运动失调、头痛、乏力、呕吐、颜面潮红，严重者甚至可出现大汗、呼吸困难、痉挛。

【实验目的】

1. 观察小鼠硫酸链霉素的急性中毒症状，并了解其解救方法。

2. 观察链霉素阻断神经肌肉接头的毒性。

3. 观察钙离子拮抗链霉素毒性的作用。

【实验原理】

链霉素为氨基糖苷类抗生素,当大剂量腹膜内或胸膜内给药或静脉滴注过快时,可发生急性中毒反应,引起神经肌肉阻滞,表现为急性肌肉麻痹(四肢无力,甚至呼吸抑制)。其机制可能是药物与突触前膜钙结合部位结合,抑制神经末梢乙酰胆碱释放,造成神经肌肉接头处传递阻断,从而出现上述表现。对链霉素中毒的抢救,应立即静脉注射新斯的明或钙剂;临床用药时,链霉素应避免合用肌肉松弛药、全麻药等;对于血钙过低、重症肌无力患者,应禁用或慎用链霉素。本实验以注射过量的链霉素使小鼠产生急性中毒来观察氯化钙对抗链霉素中毒的作用。

【实验材料】

1. 实验动物:小鼠。

2. 实验药品:7.5%硫酸链霉素溶液、5%氯化钙溶液、生理盐水。

3. 实验器材:天平、注射器(1mL)、铁丝鼠罩、大烧杯。

【实验步骤】

取性别、体重相近的小鼠3只,随机分为3组,编号,称重,观察并记录其正常活动、呼吸、肌张力情况,然后进行下列实验。

1号鼠:给予腹腔注射生理盐水0.01mL/g,20分钟后,观察并记录小鼠的活动、呼吸、肌张力情况。

2号鼠:给予腹腔注射7.5%硫酸链霉素溶液0.01mL/g,20分钟后,观察并记录小鼠的活动、呼吸、肌张力情况;待毒性症状明显后(如四肢无力、呼吸困难、发绀等),立即给予腹腔注射生理盐水溶液0.01mL/g,15~20分钟后观察并记录小鼠的活动、呼吸、肌张力情况。

3号鼠:给予腹腔注射7.5%硫酸链霉素溶液0.01mL/g,20分钟后,观察并记录小鼠的活动、呼吸、肌张力情况;待毒性症状明显后(如四肢无力、呼吸困难、发绀等),立即给予腹腔注射5%氯化钙溶液0.01mL/g,15~20分钟后观察并记录小鼠的活动、呼吸、肌张力情况。

【实验结果】

将实验结果填入表2-2-19中。

表2-2-19 链霉素的急性中毒及其解救

小鼠编号	给药前		给药	给药后		给药	抢救后		
	呼吸	肌张力		呼吸	肌张力		活动	呼吸	肌张力
1			生理盐水			—	—	—	—
2			链霉素			生理盐水			
3			链霉素			氯化钙			

【注意事项】

1. 给予小鼠腹腔注射大剂量链霉素后，一般在给药 15～20 分钟后，小鼠会出现中毒反应，并逐渐加重。当小鼠出现明显的中毒症状后，应立即抢救，以防小鼠死亡。

2. 观察活动可分为"正常、增加、减少"三级。

3. 观察呼吸时，应记录每分钟呼吸次数。

4. 观察肌张力时，将小鼠放在粗糙表面上（如铁丝鼠罩表面），抓住鼠尾往后拖，根据阻力，可将其分为"正常、较弱、很弱、无力"四级。

5. 应分别观察并记录各组小鼠给药前、后的活动、呼吸和肌张力情况。

【思考题】

链霉素中毒后，应该选择哪些药物进行抢救？其机制是什么？

实验十八　药物对小鼠肠蠕动的影响

【知识导读】

阿托品是从植物颠茄、洋金花或莨菪等提出的生物碱，也可人工合成。天然存在于植物中的左旋莨菪碱很不稳定，在提取过程中，经化学处理得到稳定的消旋莨菪碱，即阿托品，其硫酸盐为无色结晶或白色结晶性粉末，易溶于水。在临床上，阿托品主要被用来解除平滑肌痉挛、缓解内脏绞痛、改善循环和抑制腺体分泌，并可扩大瞳孔、升高眼压、兴奋呼吸中枢；大剂量服用时，可解除副交感神经对心脏的抑制，使心率加快；主要用于缓解内脏绞痛、休克抢救、心律失常、解救有机磷农药中毒等。

【实验目的】

学习胃肠道推进运动试验法，观察不同药物对胃肠道蠕动的影响。

【实验原理】

肠蠕动的意义在于把食糜向前推进。药物可通过不同的作用机制抑制或增强肠蠕动。本实验在灌胃的药物中加入一定量的墨汁，以此作为药物对肠蠕动产生影响的检测标志物。

硫酸镁溶液经口服后，不易被肠道吸收，停留在肠腔内，使肠内容积的渗透压升高，可阻止肠内水分的吸收，同时将组织中的水分吸引到肠腔中来，使肠内容积增大，对肠壁产生刺激，因反射性地增加肠蠕动而导泻。新斯的明为人工合成药物，其化学结构中有季铵基团，脂溶性低，口服吸收少而不规则，不易透过血脑屏障，故无中枢作用，对胃肠道及膀胱平滑肌有较强的兴奋作用，可用于术后腹胀及尿潴留。阿托品为 M 胆碱受体阻断药，可与胃肠道平滑肌上的 M 受体结合，使其蠕动幅度和频率降低，从而减少内分泌液的分泌，以及缓解平滑肌的痉挛，对消化有一定的影响，在上消化道则表现为消化不良，在下消化道则表现为便秘。

【实验材料】

1. 实验动物：小鼠。

2. 实验药品：生理盐水、200g/L硫酸镁溶液、0.3g/L硫酸新斯的明溶液、20g/L硫酸阿托品溶液。以上药物，每100mL药液中加墨汁2mL。

3. 实验器材：注射器、灌胃针、手术剪、眼科镊、钢尺、天平、烧杯、棉签。

【实验方法及步骤】

取体重接近、禁食12小时的小鼠4只，分组，称重并标记；分别给予各鼠下列药物及剂量灌胃：1号小鼠，给予生理盐水(0.02mL/g)；2号小鼠，给予200g/L硫酸镁溶液(0.02mL/g)；3号小鼠，给予0.3g/L硫酸新斯的明溶液(0.02mL/g)；4号小鼠，给予20g/L硫酸阿托品溶液(0.02mL/g)。给药40分钟后，将小鼠以颈椎脱位法处死，立即解剖；先观察肠蠕动情况3分钟，然后将小肠从幽门至回盲部全段剪下，去除肠系膜，将肠管拉成直线，放于实验台上，先测小肠的全长，再测肠内墨汁向前移动的最远距离，对2个长度进行比较，计算墨汁向前移动的百分率。

墨汁移动的百分率 = 肠内墨汁移动的距离/小肠的全长×100%

【实验结果】

将实验结果填入表2－2－20中。

表2－2－20　药物对小鼠肠蠕动的作用

鼠号	药物	小肠总长度	肠内墨汁移动距离
1	生理盐水		
2	硫酸镁溶液		
3	硫酸新斯的明溶液		
4	硫酸阿托品溶液		

【注意事项】

1. 所给药量应准确，各鼠灌药与处死时间必须一致，测量肠管长度时应避免过度牵拉。

2. 墨汁向前移动可有中断现象，应以移动最远处为测量终点。

3. 取出小肠后，如使用甲醛固定，测量效果会更准。

4. 为避免个体差异，可以总结全班各组的实验结果。

【思考题】

硫酸镁、新斯的明、阿托品改善胃肠疾病的作用分别是什么？

实验十九　烟碱的毒性作用

【知识导读】

香烟的烟雾中含有烟碱、一氧化碳、烟焦油、氢氰酸、丙烯醛、砷、铅等多种化学物质，成分十分复杂，其中的许多物质被证明具有致癌、致畸、致突变的作用。人在吸烟的过程中，香烟的水溶性部分会被肺泡表面的黏液吸收和溶解，由此可对身体造成极大的损害。

据统计，人类大约有30%的肿瘤和吸烟有关。由此可知，香烟的烟雾是致癌的重要来源。吸烟对心、脑血管也有不良影响，吸烟者中的冠心病、高血压、脑血管病及周围血管病的发病率均明显增高。吸烟对呼吸道也有不良的影响，它是慢性支气管炎、肺气肿和慢性阻塞性肺疾病的主要原因之一，长期吸烟可使支气管黏膜的纤毛受损、变短，影响纤毛的清除功能。吸烟对消化道也有一定影响，可以使胃酸分泌增加，从而诱发消化性溃疡。总之，长期吸烟可明显损害人体的呼吸系统、循环系统、消化系统，从而引发各种慢性疾病。

【实验目的】

1. 学习利用小鼠完成香烟的毒理学实验。

2. 对香烟的毒理学有初步的定性认识。

3. 掌握烟碱的药理作用及其作用机制。

【实验原理】

烟叶中含烟碱、焦油等有害物质，其中的烟碱可作用于机体 Nn 受体和 Nm 受体，还可作用于中枢神经系统，而且有小剂量激动、大剂量阻断 N 受体的双相作用。烟碱为烟草制品中所含毒物之一，在吸烟的毒理中有十分重要的意义。

【实验材料】

1. 实验动物：小鼠。

2. 实验药品：白酒、蒸馏水。

3. 实验材料：吸用后的香烟过滤嘴、注射器、试管等。

【实验方法及步骤】

1. 随机取小鼠4只，称重，分别做上标记。

2. 制备注射液：具体如下。

（1）蒸馏水－尼古丁液：用2mL蒸馏水浸泡吸用后的1枚香烟过滤嘴约10分钟，挤出液体，即为蒸馏水－尼古丁液。

（2）白酒－尼古丁液：用2mL白酒浸泡吸用后的1枚香烟过滤嘴约10分钟，挤出液体，即为白酒－尼古丁液。

3. 以0.03mL/g的剂量将制备好的注射液以及蒸馏水、白酒经腹腔注入4只小鼠体内。

4. 观察小鼠的变化并记录。

【实验结果】

将实验结果填入表 2 - 2 - 21 中。

表 2 - 2 - 21 烟碱的毒性作用

鼠号	体重	注射液	实验的反应特征
1		蒸馏水	
2		蒸馏水 - 尼古丁液	
3		白酒	
4		白酒 - 尼古丁液	

【注意事项】

该实验的反应特征可从动物爬行状态、呼吸、肌肉震颤、唾液分泌、大小便、尾部、死亡等方面进行描述。

【思考题】

1. 简述烟碱引起小鼠的反应特征及其产生机制。

2. 根据实验结果，请你谈谈吸烟的危害。

第三部分　病理生理学实验

实验一　家兔实验性肺水肿

【知识导读】

肺水肿是指由于某种原因引起肺内组织液的生成和回流平衡失调，使大量组织液在很短时间内不能被肺淋巴系统和肺静脉吸收，从肺毛细血管内外渗，积聚在肺泡、肺间质和细小支气管内，从而造成肺通气与换气功能严重障碍的病理状态。肺水肿在临床上常表现为极度的呼吸困难、端坐呼吸、发绀、大汗淋漓、阵发性咳嗽伴大量白色或粉红色泡沫痰、双肺布满对称性湿啰音。

【实验目的】

1. 学会复制实验性肺水肿的病理模型。

2. 了解肺水肿的表现及其发生机制。

【实验原理】

水肿是指组织间隙中的体液增多。肺间质有过量液体积聚或溢入肺泡腔内，称为肺水肿。水肿液积聚于肺泡腔内，可使肺泡肿胀、有弹性、质变实，水肿状态下的肺湿重可比正常时增加 2 ~ 3 倍。

1. 毛细血管血压增加或胶体渗透压的降低都能引起组织间液的增多和水肿的形成。

2. 淋巴管阻塞、淋巴液回流受阻也会导致水肿。

3. 当毛细血管和肺泡上皮通透性增高时，血浆白蛋白从毛细血管和微静脉壁滤出，于是毛细血管静脉端和微静脉内的胶体渗透压降低，组织液胶体渗透压升高，从而导致水肿。

【实验材料】

1. 实验动物：家兔。

2. 实验药品：1% 肾上腺素溶液、生理盐水、20% 乌拉坦注射液（氨基甲酸乙酯）。

3. 实验器材：气管插管、静脉导管及静脉输液装置、手术器械、婴儿秤、天平、听诊器、纱布、棉线、丝线、兔台。

【实验方法及步骤】

实验分为实验组和对照组，在实验过程中，注意对比观察两组动物的表现和结果。

1. 取家兔 1 只，称重后，将其仰卧固定于兔台上，剪去颈部被毛，于耳缘静脉注射20%乌拉坦注射液(5mL/kg)麻醉;待麻醉后,切开家兔颈部皮肤,按常规操作,分离出气管和一侧颈外静脉,呈倒"T"形切开气管,插入气管插管,用棉线结扎固定;将静脉导管连接于静脉输液装置上,注意排除管内气体,结扎颈外静脉远心端,在近心端靠近结扎处剪一小口并插入静脉导管,结扎固定;打开静脉输液装置的螺旋夹,如果输液畅通,则夹闭螺旋夹。

2. 观察家兔的正常呼吸情况,并用听诊器听其肺部的呼吸音,然后通过静脉输液装置为家兔输入37℃生理盐水(输入总量按150~180mL/kg计算,输液速度为180~200滴/分);待滴注接近完毕时,向输液瓶中加入肾上腺素(0.45mg/kg),继续滴注;待肾上腺素输完后,可酌加少量生理盐水,以10~15滴/分的速度维持静脉通道,以利于必要时的第二次用药。

3. 在输药液过程中,应密切观察以下情况。

(1)家兔呼吸是否急促、困难。

(2)家兔肺部是否出现湿啰音。

(3)气道插管口是否有粉红色泡沫样液体溢出。

如果上述变化不明显,可重复使用肾上腺素,用法及剂量同前,直至出现明显的肺水肿表现。

4. 当证明肺水肿出现时,即可夹住气管,剪开胸前壁,在气管分叉处结扎,防止肺水肿液溢出;在结扎处上方切断气管,细心地将血管和心脏分离(勿损伤肺脏),将肺小心取出,用滤纸吸干肺表面的水分后,准确称量肺重量(肺湿重),以计算肺系数。

肺系数计算公式:肺系数 = 肺湿重(g)/体重(kg)×100%。正常肺系数为4.2~5.0。

此后,观察肺大体改变;切开肺,注意切面的变化,观察是否有泡沫状液体流出。

对照组:除不使用肾上腺素外,其余步骤和实验组相同。

主要观察指标:呼吸(频率、深度、呼吸音)、肺系数、水肿肺的肉眼观察。

【注意事项】

1. 实验组与对照组的输液速度应基本一致,输液不要太快,以控制在180~200滴/分为宜。

2. 解剖取出肺时,注意勿损伤肺表面和挤压肺组织,以防水肿液流出,影响肺系数的计算值。

3. 在第一次使用肾上腺素后,若肺水肿征象不明显者,可重复使用肾上腺素,但应注意两次输药应间隔10~15分钟,不宜过频。

【思考题】

肺水肿的发生机制是什么?本实验涉及哪些方面?

实验二　小鼠缺氧实验

【知识导读】

氧参与生物氧化，是人体正常生命活动不可缺少的物质。成人在静息状态下，每分钟耗氧量约为250mL；活动时，耗氧量会增加。人体内氧的储量极少，有赖于外界环境氧的供给和通过呼吸、血液、血液循环不断地完成氧的摄取和运输，以保证细胞生物氧化的需要。当组织得不到充足的氧或不能充分利用氧时，组织的代谢、功能甚至形态结构都可能发生异常变化，这一病理过程称为缺氧。人体缺氧后，常会导致全身代谢紊乱，也会引起多脏器功能失调。缺氧的主要临床表现有以下几种。

1. 大脑对缺氧非常敏感，一旦缺氧，会损伤中枢神经系统，表现为头痛、头晕、头部发胀、乏力、视物模糊、嗜睡、精神异常、烦躁等。

2. 缺氧可对心血管系统造成损伤，常会出现血压下降、心律不齐等表现，严重时会导致心肌缺血，甚至诱发心肌梗死等。

3. 缺氧亦可引起全身末梢血管缺血，表现为口唇青紫、全身发绀、皮温下降、呼吸困难，严重时会导致患者出现休克、昏迷，甚至因引起多脏器功能衰竭而死亡。

【实验目的】

1. 通过复制各类型缺氧的动物模型，掌握缺氧的分类及特点；观察缺氧时机体循环系统和呼吸系统的变化。

2. 了解中枢神经系统不同的功能状态和外界温度对缺氧耐受性的影响；初步探讨条件因素在缺氧发病中的重要性以及临床应用冬眠、低温疗法的实用意义。

【实验原理】

当组织得不到充足的氧(供氧减少)或不能充分利用氧(用氧障碍)时，组织的功能、代谢、形态结构都可能发生异常变化，这种病理过程即为缺氧。

【实验材料】

1. 实验动物：小鼠。

2. 实验药品：1%苯甲酸钠咖啡因注射液、0.1%氯丙嗪、甲酸、浓硫酸、5%亚硝酸钠、1%美兰。

3. 实验器材：小天平、缺氧瓶、一氧化碳发生器装置、大烧杯、注射器(1mL和2mL)、剪刀、镊子、温度计、酒精灯、载玻片、滴管、冰块、热水。

【实验方法及步骤】

1. 大气性缺氧、中枢功能状态和环境温度对缺氧耐受性的影响。

(1)取体重相近、性别相同的健康小鼠2只，称重后标记，区分为甲、乙鼠。

(2)给甲鼠按0.01mL/g剂量腹腔注射0.1%氯丙嗪，10分钟后(待药效充分发挥），将其放入一缺氧瓶中，盖紧瓶塞，放入盛有 $0 \sim 4℃$ 冷水（加冰块）的大烧杯中。

（3）给乙鼠按 $0.01mL/g$ 剂量腹腔注射 1% 苯甲酸钠咖啡因注射液，5 分钟后，将其放入另一缺氧瓶中，同样盖紧瓶塞，放入盛有 $38 \sim 40℃$ 热水的大烧杯中。

（4）观察甲、乙鼠的活动情况及呼吸状况，准确记录其死亡时间（由盖紧瓶塞到小鼠死亡的时间）。

（5）尸解小鼠，观察其皮肤、黏膜、血液及内脏颜色的变化。

2. 一氧化碳中毒：具体步骤如下。

（1）取小鼠 1 只，观察其行为及皮肤颜色，放入广口瓶内。

（2）向一氧化碳发生器的烧瓶内滴入甲酸 3mL 左右，用酒精灯加热烧瓶，再经分液漏斗缓慢滴入浓硫酸 $2 \sim 3mL$，将产生的一氧化碳通入广口瓶内，观察小鼠的行为及肤色变化。

（3）当小鼠剧烈抽搐时，熄灭灯火。

（4）小鼠死亡后，立即进行解剖，观察其皮肤、黏膜、血液及内脏颜色的变化。

3. 亚硝酸盐中毒：具体步骤如下。

（1）取体重相近的小鼠 2 只，标记、观察，按 $0.01mL/g$ 的剂量分别向 2 只小鼠腹腔注入 5% 亚硝酸钠，其中 1 只注入亚硝酸钠后，立即再为其腹腔注射 1% 美兰（$0.02mL/g$）。

（2）观察小鼠的行为及肤色变化，记录死亡时间；待小鼠死亡后，立即进行解剖，观察其皮肤、黏膜、血液及内脏颜色的变化。

4. 氰化物中毒：取健康小鼠 1 只，称重，观察其行为及肤色后，按 $0.04mL/g$ 的剂量给予腹腔注射 0.05% 氰化钾溶液。观察小鼠的行为及肤色变化，记录死亡时间；待小鼠死亡后，立即进行解剖，观察其皮肤、黏膜、血液及内脏颜色的变化。

每项实验前均要观察小鼠在正常时的一般情况（定性指标）、呼吸频率和深度（定量指标）、皮肤黏膜等的颜色（定性指标）；呼吸频率可观察并记录腹式呼吸次数（定量指标）；存活时间记录为 ×× 分钟（定量指标）。

【注意事项】

1. 给小鼠腹腔注射时，宜从左下腹进针，以免伤及肝脏，也可避免将药液注入肠腔或膀胱。

2. 缺氧瓶须密封，其内先放入钠石灰（约 5g），以便吸收 CO_2。

3. 复制 CO 中毒时，通入 CO 的浓度不宜过高，应注意控制 CO 的生成速度，以防小鼠迅速死亡，影响观察。

4. 氰化物有剧毒，CO 为有毒气体，实验中应注意防护，实验结束后应妥善处理。

【思考题】

结合本实验，分析各型缺氧的原因及发生机制。

实验三　损伤小鼠一侧小脑的效应

【知识导读】

临床上，小脑梗死一般分为3种类型，即良性型、假肿瘤型和昏迷型。无论哪一型小脑梗死，发病时都会有头晕、步态不稳、恶心、呕吐等表现，但假肿瘤型和昏迷型除了小脑症候群外，还可以合并偏瘫，甚至出现昏迷。小脑梗死的发病原因很多，最主要的原因是动脉硬化，其他的因素还包括高血压、吸烟、饮食不当、缺乏体育锻炼、糖尿病、饮酒过量、腰臀比过大和过度的精神压力等。小脑梗死是一种急性疾病，死亡率较高，所以对于患者来说，最为重要的是要及时发现、及时治疗。小脑梗死好发于50～60岁以及60岁以上的人群，患者常伴有动脉粥样硬化、高血压、风心病、冠心病或糖尿病，以及吸烟、饮酒等不良嗜好；约25%的患者发病前可有短暂性脑缺血发作病史。小脑梗死起病前多有前驱症状，如头痛、头晕、短暂性肢体麻木、无力等；起病一般较为缓慢，患者多在安静时和睡眠中起病；多数患者经几小时甚至1～3天病情可达到高峰。

【实验目的】

1. 观察动物在小脑损伤后躯体运动障碍的具体表现。

2. 一侧小脑损伤后的动物，其躯体运动往往表现异常，通过对异常运动的观察，了解小脑对躯体运动的调节功能。

【实验原理】

1. 小脑是中枢神经系统的重要组成部分，接受来自平衡器官、运动器官和大脑皮层运动区的信息，与大脑皮层运动区、脑干网状结构、脊髓和前庭器官等有广泛联系。

2. 小脑可分为3个主要功能部分，即前庭（古）小脑、脊髓（旧）小脑和新小脑。

3. 小脑的功能：具体包括以下几个方面。

（1）维持身体平衡：主要是前庭小脑的功能。前庭小脑与前庭器官存在密切的神经联系，参与维持躯体姿势平衡，损伤后，动物的平衡失调，以致站立不稳，但肌肉的随意运动仍很协调。

（2）调节肌肉紧张：主要是脊髓小脑的功能。脊髓小脑存在对肌肉紧张进行调节的易化区和抑制区，当这部分小脑发生病变时，肌张力会发生障碍。

（3）协调随意运动：主要是新小脑的功能。新小脑主要接受大脑皮层的传入，配合大脑完成对随意运动的协调，损伤后，常出现同侧肢体的肌肉张力减退或无力的现象；另一个突出的表现是随意运动失调，如随意运动的速度、范围、强度和方向都不能很好地得到控制。

【实验材料】

1. 实验动物：小鼠。

2. 实验药品：乙醚。

3. 实验器材：常用手术器械、鼠手术台、大头针、麻醉口罩、棉球。

【实验方法及步骤】

1. 麻醉：具体如下。

（1）麻醉前，需要注意观察小鼠的姿势、肌张力以及运动的表现情况。

（2）将小鼠罩于烧杯内，放入浸有乙醚的棉球，使其麻醉。

（3）待小鼠呼吸变为深慢且不再有随意活动时，将其取出，以俯卧位缚于鼠手术台上。

2. 手术：剪除小鼠头顶部的毛，用左手将小鼠头部固定，沿正中线切开皮肤，直达耳后部；用刀背向两侧剥离颈部肌肉及骨膜，暴露颅骨，透过颅骨，可见到小脑，在正中线旁 1～2mm 处用大头针垂直刺入一侧小脑，进针深度约 3mm，然后向左右及前后搅动，以破坏该侧小脑；取出大头针，用棉球压迫止血。

3. 去小脑现象的观察：将小鼠放在实验台上，待其清醒后，观察其姿势、肢体肌肉紧张度的变化。若仔细观察，可见小鼠一侧肢体的前、后肢关节屈肌的紧张性过高，而对侧肢体前、后肢关节伸肌的紧张性过高，从而导致运动时身体向一侧旋转或翻滚。

4. 实验动物的处理：将实验用完的小鼠拉断颈椎，处死后妥善处理。

5. 观察指标：具体如下。

（1）随意运动：不协调，不能完成精细动作。

（2）轮替运动：有障碍。

（3）辨距：不准确。

（4）站立、坐：站立不稳，起坐不稳，步态不稳，行走时足高抬，足跟用力着地。

（5）行走：步态不稳、蹒跚。

【注意事项】

1. 麻醉时间不宜过长，并要密切注意小鼠的呼吸变化，避免因麻醉过深而导致小鼠死亡。

2. 手术过程中，若小鼠苏醒或挣扎，可随时用乙醚棉球追加麻醉。

3. 捣毁小脑时，不可刺入过深，以免伤及中脑、延髓或对侧小脑。

【思考题】

结合实验结果，总结小脑的相关生理功能。

实验四 氨在肝性脑病发生中的作用

【知识导读】

肝性脑病俗称肝昏迷，是由于严重的肝病引起的主要以代谢紊乱为基础的中枢神经系统功能失调的疾病，主要表现为意识障碍、行为失常或昏迷。因为导致肝性脑病的基础疾病不同，所以肝性脑病的症状也是相对复杂多变的，但也有共性的表现，主要包括以下几个方面。

（1）性格改变：常是本病最早出现的症状，主要是原属外向型性格者表现为抑郁，而原属内向型性格者表现为欣快、多语。

（2）行为改变：最初可能仅限于一些"不拘小节"的行为，如乱写乱画、乱洒水、乱吐痰、乱扔纸屑或烟头、乱摸乱寻、随地便溺，以及将房间内的桌椅随意乱拖、乱放等毫无意义的动作。

（3）睡眠习惯改变：常表现为睡眠倒错，多与患者血清褪黑素分泌时相紊乱有关，提示患者中枢神经系统的兴奋与抑制处于紊乱状态，预示着即将出现肝性脑病。

（4）肝臭：指由于肝衰竭，机体内含硫氨基酸代谢中间产物（如甲硫醇、乙硫醇及二甲硫化物等）经肺呼出或经皮肤散发出的一种特征性气味。此气味也有学者称之为烂苹果味、大蒜味、鱼腥味等。

（5）扑翼样震颤：肝性脑病最具特征性的神经系统体征，具有早期诊断意义。

（6）智能障碍：随着病情的进展，患者的智能发生改变，表现为对时间及空间概念不清、人物概念模糊、吐字不清、颠三倒四、书写困难、计算及计数能力下降、数字连接错误等，是早期鉴别肝性脑病简单、可靠的方法。

（7）意识障碍：继智能障碍后，患者可立即出现比较明显的意识障碍，由嗜睡、昏睡逐渐进入昏迷状态，各种反应、反射均消失；也有由躁狂状态逐渐进入昏迷者。

【实验目的】

1. 学习采用肝脏大部结扎法复制急性肝功能不全动物模型、经十二指肠插管灌注复方氯化铵溶液诱发肝性脑病的方法，以及外科缝合术的基础知识。

2. 观察肝性脑病发生、发展过程中机体的一般状态、中枢神经系统变化的表现。

3. 探讨氨在肝性脑病发生中的作用。

【实验原理】

血氨增高是引起肝性脑病发生的重要原因。本实验通过肝大部结扎的方法，造成肝脏功能严重受损，并经消化道输注大量氯化铵，使血氨迅速增高，诱发实验家兔出现震颤、抽搐、昏迷等类似肝性脑病的表现，借以探讨氨在肝性脑病发生机制中的作用。由于在肝功能正常时若输入大量氯化铵，也可以出现类似改变，因此实验中要增设对照组，通过比较不同组别实验动物出现相似改变所需药物剂量、时间等的差异，探讨肝脏在氨生物转化中的重要地位。

【实验材料】

1. 实验动物：家兔。

2. 实验药品：1%普鲁卡因溶液、复方氯化铵溶液(含2.5%氯化铵、1.5%碳酸氢钠、5%葡萄糖)、复方谷氨酸钠溶液(含2.5%谷氨酸钠、5%葡萄糖)、0.1%肝素化生理盐水。

3. 实验器材：常规手术器械、家兔固定台、注射器(5mL、50mL)、婴儿秤、细导尿管、粗棉线、丝线、婴儿头皮针。

【实验方法及步骤】

1. 实验分组：取健康家兔4只，随机分成4个实验组。

(1)甲组(实验组)：肝大部结扎+复方氯化铵。

(2)乙组(假手术组)：肝脏假手术+复方氯化铵。

(3)丙组(对照组)：肝大部结扎+生理盐水。

(4)丁组(治疗组)：肝大部结扎+复方氯化铵+复方谷氨酸钠。

2. 术前准备：每组各取健康家兔1只，准确称重后，将家兔仰卧位固定于兔台上，剪去腹部正中手术野的被毛。

3. 麻醉：在上腹正中手术处用1%普鲁卡因溶液做放射状局部浸润麻醉。

4. 肝大部结扎手术：找到胸骨剑突，在腹部正中剑突向下做8cm左右的纵切口，分层局麻后，切开肌肉，打开腹腔，即可见到位于右肋弓下的红褐色肝脏，向下压迫肝脏，找到肝与膈肌相连的镰状韧带，用手术剪小心剪开韧带。甲、丙、丁三组继续以下操作：将粗棉线用生理盐水浸湿后，从肝与肋弓的间隙把线压到肝脏根部，沿左外叶、左中叶、右中叶和方形叶的根部围绕一周并结扎。因右外叶和尾状叶之间的门脉血管为独立分支(图2-3-1)，不会同时被结扎，因而得以保留。结扎成功后，一般肝脏边缘会变锐利且颜色会变深，否则就要重新结扎。

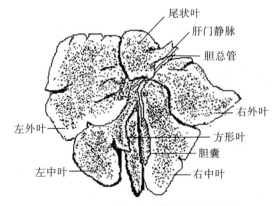

图2-3-1 家兔肝脏模式图(背侧面)

5. 十二指肠插管术：沿胃幽门部找到与之相连的十二指肠，在肠壁上剪一小口，将细导尿管的一端插入肠腔内4~6cm(应插入小肠方向)，然后用丝线将肠管和细导尿管一起结扎固定；将细导尿管的另一端置于腹腔外，把肠管回纳入腹腔，检查腹内无活动性出血后，关闭腹腔。

6. 缝合：依次用小圆针、细线和三角针、粗线缝合肌层与皮肤，关闭腹腔。

7. 观察记录：将手术后的家兔从兔台上小心取下，观察家兔的一般状态以及呼吸、心率的变化情况，并检查其角膜反射、肌张力、拍桌实验等反应。

8. 复制实验动物模型：待家兔适应 5~8 分钟且各功能状态稳定后，按以下方法复制实验模型：每隔 5 分钟向十二指肠插管缓慢注入复方氯化铵溶液 5mL（约 2 分钟注完，丙组注入同等剂量的生理盐水），仔细观察家兔的一般状态以及呼吸、心率的变化情况；并检查角膜反射、对疼痛的刺激反应，以及有无抽搐、肌张力增高等情况。当家兔出现角弓反张时，停止输注复方氯化铵，记录出现上述实验阳性变化的时间（从第一次给药时算起）、用药总量、每千克体重用药量。

9. 实验性抢救：当实验家兔出现肌张力增高后，丁组继续以下操作：自耳缘静脉插入含肝素化生理盐水的头皮针，一旦家兔发生抽搐，应立即输入复方谷氨酸钠溶液，剂量为 30mL/kg，观察并记录治疗后症状有无缓解。

【注意事项】

1. 因镰状韧带连接于肝脏和膈肌，其根部是大血管，故剪开时要特别小心，以防造成气胸和出血。

2. 游离肝脏时动作要轻，以免造成肝叶破裂出血；结扎线应尽量置于肝脏根部，以免拦腰勒破肝脏；结扎线打结时要牢固。

3. 十二指肠插管时不能插向胃，切勿将氯化铵溶液注入腹腔。

4. 动物一旦出现抽搐，应立即停止使用氯化铵并马上进行抢救，否则抢救效果不佳。

【思考题】

1. 比较 4 个实验组的结果，找出其异同点。结合该结果，分析氨在肝性脑病发生中的作用。

2. 谷氨酸钠治疗肝性脑病的病理生理基础是什么？

实验五 豚鼠钾代谢障碍实验

【知识导读】

钾于 1807 年被戴维首次发现，分子量为 39.098。地球上的钾含量丰富，约占地球重量的 2.59%，居第 7 位，在海水中钾含量居第 6 位。钾为动、植物生存的基本要素，食物中以牛奶、香蕉、橘子、葡萄干含量最多。钾的生理功能：①维持细胞的正常代谢。钾与糖、蛋白质及能量代谢中的酶的活动关系密切。比如，当葡萄糖、氨基酸经细胞膜进入细胞合成糖原和蛋白质时，必然会带入一定量的钾离子；三磷酸腺苷（ATP）的合成也需要钾。②维持细胞内、外渗透的相对平衡。细胞外渗透压主要靠钠离子维持，细胞内渗透压主要靠钾离子维持。③维持细胞内、外酸碱平衡及电离子平衡。④维持神经肌肉细胞膜的应激性。当血钾降低时，神经肌肉细胞膜电位升高、极化过度、应激性降低，故可发生肌肉弛缓性瘫痪；当血钾过高时，细胞膜电位下降，若电位降至阈电位以下，则细胞不能复极、应激性丧失，也可导致肌肉瘫痪。⑤维持心肌功能。钾过高时，心肌的自律性、传导性、兴奋性会受到抑制；缺钾时，心肌兴奋性增强，可表现为心律失常。

【实验目的】

观察高血钾的心肌毒性作用及心电图变化的特征，深入理解电解质代谢紊乱的基本理论。

【实验原理】

高钾血症对心肌的毒性作用非常强，可以导致机体发生致命性的心室纤颤和心搏骤停，主要表现为心肌生理特性的改变和引发的心电图变化，以及心肌功能的损害，可以造成兴奋性降低、自律性降低、传导性降低、收缩性降低。由于心肌细胞膜上的钾电传导增加，引起复极三期钾外流加速，因此三期复极时间和有效不应期缩短，反映复极三期的 T 波可出现明显的狭窄、高耸，相当于心室动作电位的 Q－T 间期轻度缩短。

【实验材料】

1. 实验动物：豚鼠或家兔。

2. 实验药品：20％乌拉坦注射液、5％氯化钾溶液、10％氯化钾溶液、酒精或生理盐水。

3. 实验器材：5mL 注射器、6 号注射器针头、棉球、手术器械。

【实验方法及步骤】

1. 麻醉：取豚鼠 1 只，称重，用 20％乌拉坦注射液（5mL/kg）进行腹腔注射麻醉，麻醉后背位固定。

2. 连接导线：在豚鼠的右前肢、左后肢和右后肢分别插入注射针头，然后分别将白色的鳄鱼夹与右前肢针头、红色的鳄鱼夹与左后肢针头、黑色的鳄鱼夹与右后肢针头相连接，以引导出豚鼠的标准Ⅱ导联心电图。

3. 打开 BL－420A 生物信号采集与分析系统，记录一段正常心电图。

4. 向豚鼠腹腔内注入 5％氯化钾 1mL，观察显示器上心电图的波形变化情况。从首次注入氯化钾溶液起，每隔 5 分钟再注入 5％氯化钾 0.5mL，观察显示器上心电图波形并随时标记心电图的改变。

5. 待观察到高钾血症的心电图改变后，学生可运用理论知识自行设计抢救治疗方案，观察心电图是否恢复正常，并记录波形。

6. 向豚鼠腹腔内注入 10％氯化钾 0.5mL，边注射边观察心电图波形的变化情况，如变化不大，则继续注入 10％氯化钾，当出现室颤时，立即开胸，并观察豚鼠心脏活动的状态。

【注意事项】

1. 腹腔注入氯化钾时应从下腹部上 1/4 处刺入腹腔，以防刺入膀胱。

2. 注意排除记录心电图的各种干扰：将电极用酒精或生理盐水棉球擦干净，

并及时清除针形电极电线周围的血和水，以便保持良好的导电状态。

【思考题】

结合实验结果，分析高钾血症对心功能的影响。

实验六　家兔休克实验

【知识导读】

休克系各种强烈致病因素作用于机体，引起循环功能急剧减退、组织器官微循环灌流严重不足，导致组织缺氧、微循环淤滞、脏器功能障碍和细胞代谢功能异常，从而发生的重要生命器官功能、代谢严重障碍的全身危重病理过程。休克的发病规律一般是从代偿性低血压（组织灌流减少）发展到微循环衰竭，最后导致细胞膜的损伤和细胞死亡。休克是各种原因引起的组织灌流不足的表现。组织灌流不足可引起细胞缺氧、无氧酵解增加、细胞功能所必需的 ATP 生成减少和乳酸中毒。休克时，各器官的组织灌流会重新分配，部分器官血流会减少（如肾、肝、脾等），组织灌流不足会导致多个内脏器官的衰竭，进而会使休克症状复杂化。

【实验目的】

1. 学会复制家兔失血性休克模型。

2. 观察失血性休克动物的功能改变。

3. 探讨失血性休克的发病机制。

【实验原理】

失血性休克是指由于各种创伤和疾病导致的急性失血，引发循环血容量在短期内大量丢失，超过机体代偿能力，导致心排血量和有效循环血容量减少，继发机体组织和器官缺血、缺氧等一系列病理生理学改变。对于失血性休克，如果病因是胃肠道、呼吸道、泌尿道出血，血液会经由上述通道引出，比较容易诊断，具体表现如下。

1. 胃肠道出血：表现为呕血、黑粪、便血。

2. 呼吸道出血：可出现咯血。

3. 泌尿道出血：可出现血尿。

4. 腹腔出血：老年人的症状可能比较隐匿，最初可能会出现腹痛，后期会出现腹腔积液、积血和腹膜刺激征。

发生失血性休克后，典型临床表现为脉搏细速、皮肤湿冷、虚脱、皮肤苍白及呼吸困难。根据失血量不同，失血性休克可分为Ⅰ～Ⅳ级，如果丢失的血量占有效循环血流量的 15%，即为Ⅰ级；失血量达到有效循环血流量的 15%～30%，即为Ⅱ级；失血量达到有效循环血流量的 30%～40%，即为Ⅲ级；失血量超过有效循环血流量的 40%，即为Ⅳ级。如果发生了失血性休克，需要立刻对患者进行抢救，要开放静脉通道，通过液体复苏，补充有效循环血容量；还要进行血制品输注，一般红细胞与新鲜冰冻血浆输注比例是1:1。此外，还应注意给患者保温，应用血管活性药物，维持患者血压。

【实验材料】

1. 实验动物：家兔。

2. 实验药品：20%乌拉坦注射液、生理盐水、1250U/mL肝素溶液。

3. 实验器材：动物呼吸血压描记装置1套、急性动物实验手术用品1套、输液装置1套、测中心静脉压装置、输尿管插管、50mL注射器、温度计、婴儿秤、带刻度的离心管、离心机。

【实验方法及步骤】

1. 取成年家兔1只，按5mL/kg的剂量由耳缘静脉注入20%乌拉坦注射液进行麻醉。

2. 待家兔被麻醉后，将其背位固定，剪去手术部位的被毛，自甲状软骨处向下切开颈正中皮肤5~6cm，分离气管、左侧颈总动脉和右侧颈总静脉，插入气管插管并描记呼吸。在耻骨联合上做下腹部正中切口（长约5cm），找出膀胱，排空尿液后，将膀胱游离至腹腔外，并将肠管推向上端，在膀胱和肠管上敷以温盐水纱布，充分暴露背面膀胱三角区，找出双侧输尿管入口，分离双侧输尿管。

3. 由耳缘静脉注入1250U/mL肝素溶液，将带有三通管的动脉套管的一侧连接于血压描记装置，并将另一侧管暂时夹闭，以备放血用；插入颈动脉套管，记录血压；从右侧颈外静脉插入5cm长的静脉插管，导管的外端用三通管连接输液装置和膀胱检压计，以备输液和测定中心静脉压。在测压前，阻断检压计侧管，使导管与输液瓶相通，缓慢输入生理盐水（5滴/分），保持静脉通畅（对全身已肝素化的动物，可不必连续输液）。插入输尿管导管，记录每分钟尿滴数。

4. 放血前，观察家兔一般情况及各项生理指标，包括皮肤、黏膜颜色，以及肛温、血压、呼吸、心率（开快鼓记录）、中心静脉压、尿量。

5. 将放血用的侧管连以50mL注射器，打开该侧管进行放血，一直放血至家兔的血压降为30~40mmHg，调节注射器内放出的血量，使血压稳定在低水平。

6. 维持血压在30~40mmHg 15~20分钟，观察注射器中血量的增减情况，以及失血期间家兔各项生理指标（同步骤4）的改变。

7. 停止放血，记录失血量，将注射器内的血液倒入输液瓶内，快速从静脉输回原血，并再输入相当于失血量的生理盐水（50滴/分）进行抢救；输血和输液后，再复查家兔一般情况及各项生理指标。此外，同学们可根据休克的病理生理改变自行设计方案进行抢救，并观察抢救效果。

【注意事项】

1. 本实验中手术操作较多，应尽量避免和减少因手术所致的出血，否则手术本身就可引起家兔休克。

2. 测量中心静脉压的方法及注意事项：具体如下。

（1）从颈外静脉插入塑料静脉导管，一直插到上腔静脉入右房口（相当于锁骨下 1~2cm 处），插入导管的长度为 5cm 左右，并经三通管与输液瓶、水检压计相连。

（2）测压前，通过输液瓶使盐水灌满水检压计，并将水检压计的 0 点刻度与心脏水平保持一致。

（3）测压时，阻断与输液瓶相通的测管，使水检压计与静脉导管相通，可观察到水检压计内液面逐渐下降，最后当液面不再下降而随呼吸上下波动时，读取此时的液面刻度，即中心静脉压。

（4）测完压力后，再次使水检压计内充满盐水，然后阻断与检压计相通的侧管，使输液瓶与静脉导管相通，继续缓慢输液（5 滴/分）维持管道通畅。

3. 血细胞比容的测定方法及注意事项：血细胞容积为每 100mL 血液中红细胞压积占血液容积的比例。本实验中的具体测定法是在颈动脉放血时，先将插管中含有生理盐水的血液放掉 3~4mL，然后用一支带有刻度的离心管取血 5mL 或 10mL，以 3000r/min 的速度离心 10 分钟，读取红细胞容积值，再计算出其容积与所占血液量的百分比。正常家兔血红细胞比容为 30%~40%。放血使血压降至 30~40mmHg 后，持续 15 分钟左右，观察血压有无回升，此时再测血红细胞比容。取血时，最好仍用前次之离心管，并先放掉插管内的残存血液，取血量也应同前。将两次结果进行比较，分析其变化的意义。

4. 用于抢救的参考药物，如尼可刹米（可拉明）、苯甲酸钠咖啡因、肾上腺素、去甲肾上腺素、异丙肾上腺素、多巴胺、酚妥拉明、阿托品、山莨菪碱、葡萄糖溶液等。

【思考题】

1. 当发生失血性休克时，血流动力学有何改变？

2. 对于失血性休克，应如何进行抢救？

实验七 肺、肾对酸碱平衡的调节

【知识导读】

人体的代谢活动必须在适宜的体液内环境中进行，这种适宜的体液内环境就包括了适宜的酸碱度。人体血液 pH 值的正常范围是 7.35~7.45。人除了会进食酸性或碱性物质外，细胞代谢本身也会产酸或产碱，那么体液的 pH 值为什么一直会维持在 7.35~7.45 这个范围之内呢？

正常情况下，机体可通过血液的缓冲作用、肺和肾的调节作用，以及细胞内、外的离子交换等使体液的 pH 值维持在正常的范围之内。在疾病过程中，许多原因可以导致体内酸性或碱性物质产生过多，或者损伤了机体调节酸碱平衡的能力，从而造成了酸碱平衡紊乱。酸碱平衡紊乱包括酸中毒和碱中毒，pH 值 >7.45，称为碱中毒；pH 值 <7.35，称为酸中毒。

【实验目的】

1. 学会复制酸碱平衡紊乱的动物模型。

2. 了解肺、肾对酸碱平衡调节的作用，并能以此指导临床治疗酸碱平衡失调方面的疾病。

【实验原理】

造成酸碱平衡紊乱的原因很多，从两个大的方面来讲，包括呼吸性因素和代谢性因素。

1. 呼吸性因素：即各种原因导致的呼吸系统排出 CO_2 过多或过少。如果 CO_2 排出过少，使 $PaCO_2$ 升高而 pH 值下降，此即呼吸性酸中毒；如果 CO_2 排出过多，可使 $PaCO_2$ 降低而 pH 值升高，此即呼吸性碱中毒。

2. 代谢性因素：即各种原因导致 HCO_3^- 的增加或减少。如果原发性 HCO_3^- 减少而导致 pH 值下降，则为代谢性酸中毒；如果原发性 HCO_3^- 减少而导致 pH 值下降，则为代谢性碱中毒。

【实验材料】

1. 实验动物：家兔。

2. 实验药品：1% 普鲁卡因溶液、肝素生理盐水、12% 的磷酸二氢钠溶液、5% 碳酸氢钠溶液、0.1% 肾上腺素溶液。

3. 实验器材：兔台、手术器械 1 套、气管插管、1mL 注射器、婴儿秤、天平、三通管、动脉夹、纱布、棉线、丝线、生物信息采集处理仪。

【实验方法及步骤】

1. 手术和血液标本的检测：具体如下。

(1) 动物麻醉与固定：将家兔称重后仰卧位固定于兔台上，为其颈部和一侧腹股沟部备皮，用 1% 普鲁卡因溶液做颈部和腹股沟部浸润麻醉。

(2) 气管插管与动脉插管：①按常规方法分离并暴露气管，在环状软骨下 0.5~1cm 处做倒 "T" 形切口，插入气管插管并固定。②分离出一侧颈总动脉（长 2.5~3cm），将其远心端结扎，并将近心端用动脉夹夹闭；在靠近远心端结扎线处用眼科剪呈 45° 朝向心方向剪开血管（约为颈总动脉直径的 1/3），将连接三通管并充满 0.3% 肝素的细塑料管尖端轻轻插入血管内，然后结扎固定。

(3) 分离股神经：在局麻下，沿股动脉走行方向切开股三角部皮肤，分离出一段股神经，从其下方穿线，以备疼痛刺激时用，切口处用湿生理盐水纱布覆盖。

(4) 取血预备：用 1mL 注射器吸取少量肝素生理盐水，将管壁湿润后推出，使注射器无效腔和针头内都充满肝素，然后将针头刺入小软木塞以隔绝空气。

(5) 取血：打开三通管，松开动脉夹，弃去最先流出的两三滴血液后，迅速去掉注射器上的针头，立即插入三通管并取血 0.3~0.5mL（注意勿使气泡进入）。关闭三通管，拔出注射器，并立即套上原针头，以中指弹击注射器管壁约 20 秒，使血液与肝素混合。取血后，向三通管内注入少量肝素，将血液推回到血管内，以防发生塑料管内凝血，然后将动脉夹仍夹于原处。检测各项血气和酸碱指标，作为实验前的正常对照值。需要注意的是，操作过程中应隔绝空气和抗凝。

2. 复制代谢性酸中毒模型：具体如下。

（1）经耳缘静脉注入12%的磷酸二氢钠溶液，剂量为5mL/kg。

（2）给药10分钟后，经三通管取血，检测各项血气和酸碱指标。

（3）根据注入酸性溶液后测得的BE值，按下式进行补碱治疗。

碱剩余（BE）绝对值×体重（kg）×0.3＝所需补充碳酸氢钠的量（mmol）。

式中，0.3是HCO_3^-进入体内分布的间隙，即体重×30%；5%碳酸氢钠1mL＝0.6mmol；所需补充的5%碳酸氢钠的毫升数＝所需补充碳酸氢钠的毫摩尔数/0.6。

（4）经5%碳酸氢钠治疗10分钟后，取血并检测各项指标，观察家兔是否恢复到接近正常水平。

3. 复制呼吸性酸中毒模型：待家兔血气和酸碱指标基本恢复正常后，用止血钳完全夹闭气管插管上的乳胶管1～1.5分钟，此时可见血液呈暗红色，家兔因窒息而挣扎，立即取血，测定血气和酸碱指标；取血后即刻解除夹闭，以免家兔因窒息而死亡。

4. 复制呼吸性碱中毒模型：具体如下。

（1）解除气管夹闭约10分钟，家兔呼吸频率和幅度基本恢复正常后，取血检测各项血气和酸碱指标作为对照值。

（2）用生物信息采集处理仪对股神经进行疼痛刺激：①刺激输出选用连续方波，电压5V，频率10次/秒。②将输出的无关电极末端的鳄鱼夹夹住腹股沟部切口周围组织，刺激电极末端的蛙心夹夹住股神经，并使之稍离开周围组织，以防短路。③按刺激启动键，在显示器上可见输出的刺激波，家兔可因疼痛而尖叫，并伴有快速呼吸。当显示刺激达15秒时，停止刺激，随即取血测定血液酸碱指标。

（3）也可用皮球式简易人工呼吸器或人工呼吸机使家兔过度通气。

实验结束，待动物恢复10分钟后，可选做复制代谢性碱中毒或呼吸性酸中毒合并代谢性酸中毒继续进行实验。

5. 复制代谢性碱中毒模型：按3mL/kg剂量经兔耳缘静脉注入5%碳酸氢钠溶液，10分钟后取血并检测各项血气和酸碱指标。此时，因血气和酸碱指标不会在短时间内恢复正常，故该兔不宜继续进行其他实验。

6. 复制呼吸性酸中毒合并代谢性酸中毒模型：具体如下。

（1）按1mL/kg剂量经兔耳缘静脉注入0.1%肾上腺素溶液，造成家兔急性肺水肿，待家兔出现呼吸困难、躁动不安、发绀、气管插管内有白色或粉红色泡沫溢出时，取血并测定血气和酸碱指标。

（2）待家兔死亡后，开胸观察其肺脏变化（若未死亡，可静脉内注入空气致死）；结扎气管，取出两肺，可见肺体积明显增大，有出血、淤血、水肿（以下叶明显）。此外，肺切面有白色或粉红色泡沫液体流出。

7. 观察指标：具体如下。

（1）血气和酸碱指标：动脉血 pH、动脉血二氧化碳分压（$PaCO_2$）、动脉血氧分压（PaO_2）、标准碳酸氢盐（SB）、实际碳酸氢盐（AB）、缓冲碱（BB）、碱剩余或碱缺失。

（2）呼吸频率和幅度。

【注意事项】

1. 取血时，切勿使气泡进入，否则会影响血气和酸碱指标的测定结果。

2. 取血前，应让家兔安静 5 分钟，以免因刺激造成的过度通气而影响血气和酸碱指标。

【思考题】

结合实验结果，分析机体发生酸碱平衡紊乱时的调节机制。

实验八　兔小肠灌流水肿模型的复制

【知识导读】

离体兔小肠灌流水肿实验模型系采用美国生理学家 Guyton（1979）描述的肠灌流标本，利用蛙下肢灌流水肿实验的灌流方法设计的一项教学实验。该实验以家兔小肠为标本，经肠系膜前动脉插管灌流，并通过改变灌流液的渗透压和灌流压而引起小肠壁液量的变化。其结果以标本重量曲线的形式描记下来，借以探讨渗透压和毛细血管压的改变与水肿形成的机制。

【实验目的】

1. 学会小肠灌流标本的制作。

2. 了解毛细血管压、胶体渗透压、晶体渗透压在水肿发生中的作用。

【实验原理】

利用血管机械阻断与否使局部组织液生成增加或减少。

【实验材料】

1. 实验动物：家兔。

2. 实验药品：生理盐水、10.0% NaCl 溶液、0.1% 肝素溶液、普鲁卡因溶液。

3. 实验器材：兔台，BL - 420A 生物信号采集与分析系统，张力传感器，小动物手术器械 1 套（大号止血钳 2 把、中号止血钳 2 把、小号弯止血钳 2 把、小号直止血钳 2 把、有齿镊 1 把、眼科剪和镊各 1 把、组织剪和粗剪各 1 把、手术刀片的刀柄 1 副），粗、细缝线各 1 卷，2mL、5mL、30mL 注射器（6 号针头），标本架（弹簧夹）1 个，搪瓷碗（25mL）、搪瓷方盘各 1 个。

【实验方法及步骤】

兔小肠灌流标本的制作方法及步骤如下。

1. 取家兔1只，称重后，将其背位固定于兔台上，用1%普鲁卡因局部麻醉后，自剑突下2.0cm处做腹部正中切口（约8.0cm长），打开腹腔，用温盐水纱布覆盖切口及周围皮毛。

2. 在左侧腹腔将小肠轻轻牵出，安放于一侧（注意使动脉位于静脉之上）；找到肠系膜前动、静脉（相当于人的肠系膜上动、静脉），其中管径较细、色红且有搏动的一根为肠系膜前动脉，另一根为肠系膜前静脉。

3. 在靠近肠系膜前动脉的根部用小号弯止血钳分离动脉约1.5cm，分离时注意不要损伤动脉的分支，然后穿两根细线备用。

4. 自兔耳缘静脉注射0.1%肝素（1.0mL/kg），1~2分钟后结扎肠系膜前动脉的近心端，向远心方向插入细塑料管约1.0cm；扎牢后，将此线在细塑料管上再做一次结扎，以防脱落。于动脉插管结扎线下第一根动脉分支的上方，即动脉和静脉之间穿一根粗线，将肠管和静脉一并结扎，然后在第一根分支的上方再穿一线，将肠管单独结扎，并从两结扎线间将肠管和静脉切断（注意标本侧的静脉是游离的，其内的液体可以自由流出）。

5. 自结扎线处开始向下排空小肠约25.0cm，在小肠20.0cm和离动脉插管5.0cm的血管处穿两根粗线，将肠管和血管一并结扎两次，然后在两结扎线间剪断，游离标本。

6. 将标本悬挂在标本架上，在游离肠的上缘沿与肠垂直的方向剪3~4个小口，以肠腔内容物能流出为度。

7. 以5mL注射器吸取生理盐水，经动脉插管冲去血管中的血液，即可进行灌流。

8. 灌流装置的准备：将标本连接于BL-420A生物信号采集与分析系统的张力传感器，记录张力变化，以重量变化判定水肿情况。

9. 分别用不同的灌流液进行灌流：第一组先用生理盐水灌流，再用中分子右旋糖酐灌流，然后以$25cmH_2O$的压力加压灌流；第二组先用生理盐水灌流，再用10.0% NaCl溶液灌流，然后以$100cmH_2O$的压力加压灌流。

10. 通过改变灌流液来影响渗透压和灌流压，观察小肠壁液量的变化，并将其结果以标本重量曲线的形式描记下来。

【注意事项】

经兔耳缘静脉注射时，进针部位宜选择在耳缘静脉远心端的血管段，若穿刺失败，可向近心端前移一段再进行穿刺。此外，还可利用酒精棉球擦拭使耳缘静脉血管扩张，以便于操作。

【思考题】

结合实验结果，分析渗透压和毛细血管压的改变与水肿形成的机制。

实验九　家兔失血性休克模型的复制

【知识导读】

失血性休克是指大量失血引起的以循环障碍为主要特征的临床综合征,临床较为常见,通常与外伤出血、器官破裂出血有关。失血性休克代偿期(即病情尚轻,机体通过自身神经体液调节还可维持重要器官正常功能的时期)的典型表现包括精神紧张、手足湿冷、尿量减少,而失代偿期(即病情已经很严重,机体通过自身神经体液调节已不能维持重要器官正常功能的时期)的患者会表现为神志淡漠、口唇及肢端发绀、血压下降以及无尿。失血性休克的治疗包括治疗原发病和纠正休克,对出血原因要积极纠正,尽快止血。若及时规范治疗,控制住原发病,一般患者可恢复正常;若出血量较大、发现较晚者,则可对重要脏器造成不可逆的损害,甚至导致死亡。

【实验目的】

1. 复制失血性休克的动物模型;检测休克时部分体液因子的变化。

2. 通过比较扩血管药和缩血管药对失血性休克的疗效,分析休克发生的机制。

【实验原理】

用控制性动脉放血造成家兔急性失血,复制失血性休克的动物模型。

【实验材料】

1. 实验动物:家兔。

2. 实验药品:500U/mL 肝素溶液、1% 普鲁卡因溶液、生理盐水、低分子右旋糖酐、山莨菪碱、去甲肾上腺素。

3. 实验器材:动物手术器械 1 套、呼吸血压描记装置、静脉输液装置 1 套、三通开关、注射器(50mL、20mL、10mL 各 1 支)。

【实验方法及步骤】

1. 取家兔 1 只,称重,麻醉,剪去颈部、股部的被毛。

2. 在 1% 普鲁卡因局麻下,沿家兔颈部正中切开皮肤,分离气管、左侧颈动脉及右侧颈静脉,穿线备用,分离一侧股动脉并穿线备用。

3. 按 2.0mL/kg 剂量经兔耳缘静脉注入 500U/mL 肝素溶液。

4. 做气管插管,将颈静脉插管连接于中心静脉压装置,并将颈动脉插管(内含肝素的生理盐水)连接于血压描记装置,向股动脉内插入带有三通开关的乳胶管备用。

5. 于剑突下 2.0cm 处沿腹正中线切开家兔的皮肤 4.0~5.0cm,将腹白线轻轻托起,切开腹白线,注意止血,用手轻轻将一段十二指肠和肠系膜拉出腹前,用温生理盐水纱布包裹,然后将家兔向左侧位固定,把肠系膜放置于微循环装置的观察孔上,用大头针固定,并以显微镜直接观察出血前及出血后的肠系膜毛细血管的血流状况。

6. 打开连接股动脉的三通开关，一次快速放血于 50mL 注射器内，待血压降至 40mmHg 水平时，取血 4.0mL 备用；维持血压于 40mmHg 30 分钟，每隔 10 分钟取血 4.0mL，分别检测休克不同时期的肿瘤坏死因子（TNF）、心肌抑制因子（MDF）、儿茶酚胺等的水平。

7. 休克的抢救：按不同实验分组进行。

（1）对照组：放血使动脉血压降至 40mmHg 后，维持 1 小时，然后将放出的血自颈静脉全部快速点滴输回，必要时可加低分子右旋糖酐 30.0mL，观察输液过程中各项指标（呼吸、血压）的变化情况。

（2）去甲肾上腺素组：放血使动脉血压降至 40mmHg 后，维持 30 分钟，然后自颈静脉缓慢滴入去甲肾上腺素生理盐水 25.0mL（含去甲肾上腺素 1.0mg，于 20~30 分钟内滴完），将放出的血快速自颈静脉输回，观察 20 分钟内各项指标的变化情况。

（3）山莨菪碱组：放血使动脉血压降至 40mmHg 后，维持 30 分钟，自颈静脉缓慢滴入山莨菪碱生理盐水 25.0mL（含山莨菪碱 2.0mg，于 30 分钟内滴完），再将放出的血自颈静脉快速输回，必要时加可低分子右旋糖酐，观察 20 分钟内各项指标的变化情况。

【注意事项】

1. 麻醉深浅要适度：若麻醉过浅，则动物可因疼痛而致神经源性休克。必要时，可于手术区域注以少量 1% 普鲁卡因溶液。

2. 牵拉膀胱及肠管时，用力要轻，以免引起家兔创伤性休克。

【思考题】

结合实验结果，分析失血性休克过程中微循环的变化特点。

实验十　家兔急性左心衰竭实验

【知识导读】

心力衰竭（简称心衰）的分期是指将患者从只有心血管危险因素到出现心力衰竭，再发展到难治的终末期心力衰竭，并最终死亡的全过程。心力衰竭通常依据临床特点进行分期。2001 年，美国心脏病学会（ACC）及美国心脏学会（AHA）《成人慢性心力衰竭指南》提出了心力衰竭分期的概念，得到各国的普遍认可，并将其应用于临床，分为 4 个期，按严重程度从 A 期到 D 期顺序递增。A 期：有心力衰竭的高危因素，但尚无心脏结构及功能异常，如高血压、冠心病、糖尿病患者，以及有应用心脏毒性药物、酗酒、风湿热、心肌病家族等病史。B 期：已出现心脏结构异常，但从未有过心力衰竭的症状和体征，如有左心室肥厚或纤维化、左心室扩大或收缩力降低者，没有症状的瓣膜性心脏病患者，以及有心肌梗死病史者。C 期：有心脏结构异常，有过或仍有心力衰竭症状，如左心室收缩功能不全引起呼吸困难或乏力的患者，经治疗心力衰竭症状消失的无症状患者。D 期：已经应用效果最强的药物治疗和休息时症状严重，需要特殊治疗措施，如机械循环支持、持续的正性肌力药治疗、心脏移植和临终关怀的终末期心力衰竭。

心力衰竭的治疗方案：A 期，治疗高血压，鼓励戒烟，治疗血脂代谢紊乱，鼓励多运动，不提倡饮酒，糖尿病、血管硬化患者应使用血管紧张素转换酶抑制剂（ACEI）；B 期，控制危险因素（同 A 期治疗），有心肌梗死病史和心功能下降者，应使用 ACEI 和 β 受体阻滞剂；C 期，控制危险因素（同 A 期治疗），积极进行抗心衰治疗，常规应用利尿剂、ACEI、β 受体阻滞剂、洋地黄类药物，低盐饮食；D 期，给予 A、B、C 期所有治疗措施以及机械辅助装置，心脏移植，持续应用静脉内正性肌力药，临终关怀。

【实验目的】

1. 学会复制急性左心衰竭的动物模型。

2. 观察心肌梗死前、后的心率快慢以及血流动力学的改变。

【实验原理】

运用冠状动脉结扎术，结扎家兔冠状动脉左室支，造成急性心肌梗死，诱发急性左心衰竭。

【实验材料】

1. 实验动物：家兔。

2. 实验药品：3.0% 戊巴比妥钠溶液、1.0% 普鲁卡因溶液、3.0% 肝素溶液、碳素墨水。

3. 实验器材：手术器械 1 套、小拉钩 1 个、注射器（2mL、5mL、10mL）、固定支架、大木夹、细圆针、大头针、动脉插管、导管、塑料管、二导仪。

【实验方法及步骤】

1. 取家兔 1 只，称重，按 30.0mg/kg 剂量由家兔耳缘静脉注入 3.0% 戊巴比妥钠溶液进行麻醉，麻醉后，将家兔仰卧位固定于支架上。

2. 在 1% 普鲁卡因局部麻醉下，做颈部正中切口，分离出两侧颈总动脉。

3. 胸部局部麻醉后，沿胸骨中线自胸节平线到剑突上切开皮肤，暴露胸骨和肋软骨，分离胸肌，沿胸骨左缘在肋软骨部位切断第 2～4 肋骨，用小拉钩轻轻撑开胸腔切口，即可见心包及搏动的心脏，提起并剪开心包，充分暴露心脏和外主动脉。

4. 用湿纱布包裹手指，将心脏略向右旋，暴露左心耳和左心室大部，在左心耳下缘仔细找出冠状动脉左室支的行走位置，用细圆针（0 号线）在左心耳下缘 0.5cm 处绕左心室缝穿一线，暂不结扎。

5. 从兔耳缘静脉注入 3.0% 肝素液（2.0mg/kg），经左侧颈动脉插管，描记动脉血压；于剑突部位皮下穿一大头针，连接二导仪，描记呼吸。

6. 经右侧颈动脉插入充满 3.0% 肝素溶液的左心室导管，经传感器和二道仪记录左心室内压。插管时，边插边观察压力曲线，等出现左心室内压力曲线时，表示已插入左心室，插入导管约 8.0cm，固定导管。

7. 观察指标：心率、动脉血压、呼吸和强度、左心室内压。

8. 实验结果记录：手术完成后，记录麻醉安静下的指标数值。

【注意事项】

结扎冠状动脉左室支前，需观察各项指标的变化情况，每隔 2 分钟记录一次。结扎冠状动脉左室支 30 分钟后，若仍无心律失常发生，可在颈部结扎，或于室间沟处结扎冠状动脉前降支。家兔死亡后，观察其心脏各部位的体积大小；剪下心、肺，在离主动脉起始部位 1.5cm 处剪断主动脉，插入塑料管，将动脉壁和塑料管壁结扎，并从左心房根部结扎左心房，由塑料管向外主动脉注入碳素墨水 2.0mL，观察心室壁墨染范围，估测未墨染面积约占左心室游离壁面积的百分比。

【思考题】

结合实验结果，分析发生急性左心衰竭时的临床表现。

第四部分　机能学创新实验

实验一　限制性补液对家兔失血性休克肺
缺血再灌注的影响

【实验目的】

本次实验是在原有病理生理学家兔休克实验的基础上设计的，观察限制性补液对家兔失血性休克肺缺血再灌注的影响。本次实验可汇总病理生理学缺氧、休克、酸碱平衡及缺血再灌注等基本病理过程的知识点，培养学生综合运用知识的能力，加强学生对理论知识的理解与记忆，提高学生发现问题、分析问题、解决问题能力。

【实验设计思路】

将学生分为若干个小组，要求各小组学生上网查阅文献，结合课本理论知识，自行设计实验方案。学生可对获取的知识进行概括、分析、综合，经小组讨论、教师指导后确定实验方案，内容包括实验所需的动物和器材、实验的目的和原理、实验的方法和步骤、实验的预期结果以及对结果的统计学分析等。

1. 本次实验方案：观察限制性补液对家兔失血性休克肺缺血再灌注的影响。该实验的创新点之一是探讨治疗失血性休克对肺缺血再灌注损伤的影响，可能导致全身炎症反应（SIRS）及多系统器官功能障碍（MODS）的机制；创新点之二是科学合理地设计观察指标，包括观察家兔生命体征的变化、针对肺缺血再灌注损伤观察肺脂质过氧化损伤后血浆中丙二醛（MDA）的含量、针对酸碱失衡观察碱剩余（BE）水平。本实验为休克肺缺血再灌注损伤机制研究及预后判断提供了实验依据。

2. 实验目的和原理：肺循环可以反映全身血液循环系统的任何变化。肺相当于血液循环的过滤器，肺组织中含有较多的炎性细胞，如巨噬细胞。发生炎症损伤后，炎性细胞激活及炎症因子大量释放是导致失血性休克后肺缺血再灌注损伤的主要原因。因此，减少肺缺血再灌注损伤是减轻全身炎症反应（SIRS）、阻止休克转化为多器官功能障碍综合征（MODS）的关键。本实验通过建立失血性休克动物模型，观察不同液体复苏状态下肺缺血再灌注损伤的程度，检测肺组织中丙二醛含量、血浆中丙二醛含量、碱剩余水平的变化，探讨肺缺血再灌注损伤发生的原因及机制，巩固课堂所学的理论知识，使各知识点融会贯通，为临床实践提供理论和实验依据。

3. 实验方法和步骤：家兔24只，分为4组，每组6只，随机分为假休克组、限制补液组、常规补液组、休克未治疗组。假休克组的动物手术只做颈动脉及颈静脉插管，不放血；其他 3 组行颈动、静脉插管，连接血压记录仪，从颈动脉处放血，使血压降至 40 ~ 50mmHg，根据家兔血压变化，决定继续放出或回输少量血液，以使血压维持在 40 ~ 50mmHg，观察 30 分钟。上述休克模型制作成功后，分别经颈静脉输入林格氏液，限制补液组、常规补液组分别将血压维持在 60 ~ 70mmHg 和 90 ~ 120mmHg，而休克未治疗组不输入任何液体。上述处理维持 60 分钟后，除假休克组外，限制补液组、常规补液组、休克未治疗组均用乳酸林格液与抗凝的全血按 2:1 的体积比进行充分复苏，并使血压维持在休克前的水平，观察 60 分钟。4 组均于治疗 120 分钟后取静脉血 1mL，测定血浆丙二醛、碱剩余，之后处死动物，在无菌操作下开胸取肺，进行组织匀浆，测定肺组织丙二醛含量；其他肺组织用 10% 甲醛固定，常规取材制片，进行 HE 染色，于光镜下观察组织病理变化。

【统计分析】

采用 SPSS 18.0 统计软件，计量资料结果以均数 ± 标准差（$\bar{x} \pm s$）表示，多组间比较采用单因素方差分析，两组间比较采用 t 检验，以 $P < 0.05$ 为差异有统计学意义，$P < 0.01$ 为差异具有显著性。

实验二　黄芪多糖抗疲劳作用研究

【实验目的】

1. 学习和了解观察药物对疲劳影响的动物实验研究方法。

2. 学习和了解小鼠疲劳转棒试验及负重游泳试验的方法。

【实验原理】

疲劳是一个涉及许多生理、生化作用的综合性生理过程，是人体脑力或体力活动到一定程度时必然出现的生理保护现象。黄芪属豆科黄芪属植物，是一种多年生深根性草本药用植物，以根入药，具有补气升阳、益卫固表、利水消肿、托毒生肌等功效，是中医学中常用的补益药。现代药理研究表明，黄芪具有耐缺氧、抗疲劳、抗衰老、调节免疫功能、解毒等作用，对血压、血糖具有双向调节作用，还具有镇静、抗微波辐射、促进体内蛋白代谢、抗炎、强心、抗肿瘤等功能。黄芪含皂苷、黄酮、多糖及氨基酸等多种化学成分，其中的多糖是黄芪主要的生物活性成分。

【实验器材】

疲劳转棒仪、全自动生化分析仪、匀浆机、电子天平、低速自动平衡离心机、电热恒温水槽、水箱、铅丝、秒表、温度计、灌胃针等。

【实验药品】

黄芪多糖。

【实验动物及分组】

本次实验使用 2 月龄雄性昆明系小鼠，体重（20 ± 2）g。将小鼠分笼饲养，每笼

10 只，使其自由饮食、饮水；对动物进行观察，适应 7 天后进行实验。

将 40 只小鼠随机分为 4 组（每组 10 只）：对照组、黄芪多糖低剂量治疗组（50mg/kg）、黄芪多糖中剂量治疗组（100mg/kg）、黄芪多糖高剂量治疗组（200mg/kg）。各治疗组每天分别按上述 3 种剂量灌胃（0.03mL/g），对照组给予同体积的去离子水，每天上午 9：00—10：00 灌胃给药 1 次，连续灌胃 28 天后，进行各项指标的测定。

【实验方法及步骤】

1. 负重游泳试验：连续给小鼠灌胃 28 天后，对每组小鼠进行负重游泳试验。末次灌胃 30 分钟后，给小鼠尾部负其体重 7% 的铅丝，将小鼠放于水深为 35cm、水温为 (30 ± 1) ℃的游泳箱内游泳，直到力竭。力竭判定的标准是小鼠头部沉入水中 10 秒仍不能浮出水面，记录出现力竭的时间。

2. 疲劳转棒试验：先将疲劳转棒仪调整到训练状态，使各组小鼠适应；再将疲劳转棒仪调到 20r/min，当直棒转动时，将小鼠放在转棒上，记录小鼠在转棒上持续不落降的时间。每只小鼠重复测定 3 次，取平均值。

【统计分析】

采用 SPSS 18.0 统计软件，计量资料结果以均数 ± 标准差 $(\bar{x} \pm s)$ 表示，多组间比较采用单因素方差分析，两组间比较采用 t 检验，以 $P < 0.05$ 为差异有统计学意义，$P < 0.01$ 为差异具有显著性。

【实验结果】

将黄芪多糖抗疲劳作用的实验结果填入表 2 - 4 - 1 中。

表 2 - 4 - 1　黄芪多糖抗疲劳作用结果记录表（$n = 10$, $\bar{x} \pm s$）

组别	体重	给药量	力竭游泳时间	棒上停留时间	P 值
对照组					
黄芪多糖低剂量组					
黄芪多糖中剂量组					
黄芪多糖高剂量组					

【注意事项】

在正式项目开始前，需要开展动物的适应性训练。

【思考题】

观察药物对疲劳影响的动物实验常用的研究方法有哪些？

实验三　药物对动物学习和记忆的影响

【实验目的】

1. 学习和了解药物对学习与记忆的影响的动物实验研究方法。

2. 学习和了解小鼠跳台实验的方法。

【实验原理】

学习与记忆是大脑的重要功能，是全脑高级且极其复杂的整合的结果，这些过程中的许多环节和机制尚不清楚。现代研究表明，学习与记忆过程与中枢神经递质乙酰胆碱、去甲肾上腺素、多巴胺、5-羟色胺、组胺等有关。反之，若这些递质传递障碍，则可导致学习与记忆功能障碍。动物或人学习与记忆的情况难以直接被观察到，只能根据可观察的对刺激的反应来推测和评估脑内的一些变化。对学习与记忆的研究一般以人或动物学习、学会的速度或学会后间隔一定时间后的重新操作的成绩或反应速度为评估指标。动物学习与记忆实验方法的核心是条件反射，各种方法均由此衍生而来。在研究学习与记忆的药效学实验中，目前有多种动物模型，但均具有一定的局限性，常用的方法有跳台法、穿梭法、迷津法和避暗法等。由于用这些方法往往不易观察到药物对正常动物的药效作用，因此往往需先制造学习与记忆损伤的动物模型，在这些模型基础上观察药物对学习与记忆的改善作用，有时又将这种改善作用称为"益智作用"。东莨菪碱可用于只做记忆获得障碍模型，电休克、缺氧、环己酰亚胺等可用于只做记忆巩固障碍模型，酒精常用于制作记忆再现缺失模型。

跳台实验属一次性刺激回避反应实验。跳台法的实验装置一般为一长方形反射箱，其长径被黑色塑料板隔为若干区间，底部铺以间距为5mm的铜栅，可通适当的电流。每个小的区间有一个高和直径均为4.5cm的小平台。实验时，可先将小鼠放在铜栅上，当铜栅通电时，跳在铜栅上的小鼠受到电击，其正常反应是躲避电击而跳上平台，大多数的小鼠有可能再次或多次跳下平台受到电击，受到电击时又会迅速跳回平台，如此训练5分钟，并记录每只小鼠受到电击的次数（错误次数），以此作为学习成绩。24小时后，重新测验，此次测验时，先将小鼠放在跳台上，记录第一次跳下的时间（潜伏期）、受电击的动物数和3分钟内的错误次数，以此来反映记忆的保持情况。

东莨菪碱为胆碱能M受体阻断药，进入中枢可阻断神经系统胆碱能神经通路，引起记忆获得障碍。东莨菪碱所致的记忆获得障碍表现为潜伏期缩短、实验期间错误次数增加。加兰他敏是胆碱酯酶抑制药，对神经细胞的胆碱酯酶有高度选择性，可拮抗东莨菪碱的作用。

本次实验拟观察加兰他敏对东莨菪碱引起的记忆获得功能障碍的改善作用。

【实验动物】

小鼠。

【实验药品与试剂】

加兰他敏溶液、东莨菪碱溶液、生理盐水。

【实验器材】

DT-200小鼠跳台仪、鼠笼、电子秤。

【观察指标】

记录小鼠记忆潜伏期和设定时间内受到电击的次数（错误次数）。

【实验方法及步骤】

1. 实验前，选取体重为（20±2）g 的雄性小鼠 30 只，并随机将 30 只小鼠分为用药组、模型组及空白组，每组 10 只。

2. 称重并记录每只小鼠的体重。

3. 吸取适量加兰他敏，给药剂量为 0.02mL/g，训练前 30 分钟，向给药组小鼠腹腔注射加兰他敏溶液。

4. 向模型组小鼠腹腔注射生理盐水作为对照，剂量为 0.02mL/g。

5. 向空白组小鼠腹腔注射生理盐水作为对照，剂量位 0.02mL/g。

6. 实验前 15 分钟，为给药组和模型组小鼠分别腹腔注射东莨菪碱溶液，剂量为 1mg/kg；为空白组小鼠腹腔注射生理盐水，剂量亦为 1mg/kg。

7. 将 3 组小鼠分别放入 DT-200 小鼠跳台仪，按步骤进行实验（实验原理为小鼠受到电击后，寻找躲避跳台，并跳上跳台躲避电击，经过训练后，小鼠获得记忆，表现为在跳台上的时间延长，受到电击的次数减少）。24 小时后进行测试，分别记录 5 分钟内潜伏期和错误次数（小鼠跳下跳台受到电击的次数）。

【实验结果】

将药物对动物学习和记忆的影响结果填入表 2-4-2 中。

表 2-4-2　药物对动物学习和记忆的影响结果记录表（$n=10$，$\bar{x}\pm s$）

组别	药物	潜伏期	错误次数	P 值
空白组				
模型组				
用药组				

【注意事项】

若 5 分钟时小鼠未跳下平台，则错误次数记录为 0 次，潜伏期记为 300 秒。

【思考题】

跳台实验方法的优缺点是什么？

实验四　磺胺类药物的组织分布实验

【实验目的】

1. 了解药物在体内的分布动力学规律。

2. 了解磺胺类药物紫外分光光度法测定的原理。

3. 通过实验，了解磺胺类药物在体内的分布情况。

【实验原理】

药物在体内分布是指药物经吸收进入体循环后，通过血液和各组织的膜屏障转运至各组织的动态过程。药物分布决定于组织的血流量、药物对脂膜的扩散速度，以及药物与蛋白质的结合程度。药物需要分布到药理作用靶部位才能发挥药效。如果药物在某组织内出现蓄积，则可能产生毒性作用，因此一般药物的分布可以为药效学和安全性评价提供重要信息。通过组织分布研究，可以了解药物在实验动物体内的分布规律、主要蓄积器官或组织以及蓄积程度等。组织分布实验通常通过给药后于一定时间取出各组织或器官，经处理后，用适宜的方法测定其中药物的含量。

磺胺噻唑钠为对氨基苯类化合物，在酸性溶液中可使苯环上的氨基（—NH_2）离子化，生成铵类化合物（—NH_3^+），进而与亚硝酸钠起重氮反应，产生重氮盐。此重氮盐可在酸性溶液中与显色剂胺类化合物（N-1-萘乙二胺）起偶联反应，形成紫红色的偶氮化合物。利用该呈色反应，采用分光光度法，可测定出给药后不同时间、不同组织中磺胺类药物的浓度。

【实验动物】

大鼠。

【实验药品与试剂】

生理盐水、20%三氯醋酸、10%磺胺噻唑钠注射液、0.5%亚硝酸钠溶液、0.5%氨磺酸、0.05%二盐酸N-1-萘乙二胺。

【实验器材】

分光光度计、离心机、天平、手术器械、玻璃匀浆器、滤纸、5mL离心管。

【实验方法及步骤】

1. 标准曲线的制作：取大鼠3只，断颈处死，收集血液至已肝素化的离心管中，并立即取出肝脏、肾脏及脑组织，用生理盐水冲洗干净后，立即用滤纸吸干，精确称量组织重量，将肝脏、肾脏均按1:6加生理盐水（脑组织按1:3加生理盐水），置玻璃匀浆器中进行研磨，研磨后，将组织匀浆液倒入离心管中，以3000r/min离心10分钟，取上清液1mL，按1:1加20%三氯醋酸沉淀蛋白，再以3000r/min离心10分钟，取上清液待用。将血液经3000r/min离心10分钟后，取上层血浆待测。

精密吸取沉淀蛋白后不同组织的上清液2mL（以2mL蒸馏水代替上清液，其他操作同样品处理，为空白对照）各6份于干净试管中，加入磺胺噻唑钠标准溶液，使肝脏和肾脏组织液中的药物浓度分别为0.1μg/mL、0.25μg/mL、0.5μg/mL、1μg/mL、5μg/mL、10μg/mL，脑组织液中的药物浓度分别为0.05μg/mL、0.1μg/mL、0.25μg/mL、0.5μg/mL、1μg/mL、5μg/mL，再向各试管中加入0.5%亚硝酸钠溶液0.05mL，混合，静置3分钟后，再向各试管中加入0.5%氨磺酸铵溶液1mL，摇匀2分钟后，加显色剂（0.05%二盐酸N-1-萘乙二胺）2mL，摇匀。5分钟后，用分光光度计于540nm处测定吸收度。

2. 组织分布实验：取大鼠 3 只，称重，按 100mg/kg 的剂量向尾静脉注射 10% 磺胺噻唑钠注射液，分别于给药后 5 分钟、20 分钟、120 分钟时处死 3 只大鼠，立即取出肝脏、肾脏及脑组织，用生理盐水冲洗干净后，立即用滤纸吸干，精确称量组织重量。余下的操作除不加标准液外，其他同标准曲线制作项下的处理。测定不同时间、不同组织中的药物吸收度。代入相应标准曲线，计算不同时间各组织中血清胺(ST)的浓度。

【实验结果】

1. 制作各组织的标准曲线。

2. 将各组织中的药物浓度结果记录于表 2 - 4 - 3 中。

表 2 - 4 - 3　各组织中的药物浓度

组织	时间	吸光度	浓度	组织中药物量
肝脏	5 分钟			
	20 分钟			
	120 分钟			
肾脏	5 分钟			
	20 分钟			
	120 分钟			
心脏	5 分钟			
	20 分钟			
	120 分钟			
脑	5 分钟			
	20 分钟			
	120 分钟			
血液	5 分钟			
	20 分钟			
	120 分钟			

【思考题】

1. 磺胺噻唑钠在大鼠肝脏、肾脏、心脏及脑组织中的分布有何异同？

2. 对药物的组织分布研究有何临床意义？

附 篇

实验习题及参考答案

第一部分　生理学实验习题

一、单选题

1. 在坐骨神经干标本的制作中，关于破坏蟾蜍脑脊髓的叙述，错误的是（　　　）

   A. 左手握住蛙，用示指压住其头部前端，使头前俯

   B. 脑脊髓完全破坏的标志是蛙的四肢僵硬、呼吸消失

   C. 将探针向前刺入颅腔，左右搅动，捣毁脑组织

   D. 先将探针抽回原处，再向后刺入脊椎管，捣毁脊髓

2. 下面关于兔血压调节实验中的内容，错误的描述是（　　　）

   A. 心交感神经兴奋，对心脏产生正性变时、变力、变传导作用

   B. 正常血压曲线中三级波可经常见到

   C. 一般所说的动脉血压是指主动脉压

   D. 心搏波是由心室的舒缩活动引起的血压波动

3. 在蛙心灌流实验中，向灌流液中加入 1 滴或 2 滴 1∶100000 乙酰胆碱，心脏活动的变化为（　　　）

   A. 心肌收缩力增强　　　　　　　　B. 心肌收缩力减弱

   C. 心肌收缩曲线幅值增大　　　　　D. 心肌传导不受影响

4. 家兔实验中关于麻醉成功的指标，叙述错误的是（　　　）

   A. 呼吸均匀而平稳　　　　　　　　B. 呼吸浅而快

   C. 四肢肌紧张度减弱　　　　　　　D. 四肢松软

5. 在影响尿生成的因素中，由耳缘静脉注入 37℃ 的生理盐水 20mL，血压、尿量的变化是（　　　）

   A. 血压不变，尿量增加　　　　　　B. 血压升高，尿量增加

   C. 血压下降，尿量增加　　　　　　D. 血压不变，尿量减少

6. 关于蟾蜍坐骨神经干动作电位实验，下列叙述错误的是（　　　）

   A. 动作电位传导速度与实验环境温度有关

   B. 动作电位振幅与刺激强度成正比

   C. 动作电位振幅与两引导电极的间距有一定关系

   D. 动作电位传导速度与神经纤维的粗细有关

7. 静脉注射去甲肾上腺素，可引起（　　　）

   A. 肾血管舒张　　　　　　　　　　B. 肾小球滤过率减小、尿量减少

   C. 肾小球毛细血管血压升高　　　　D. 有效滤过压增大

8. 蛙心灌流实验中关于正常蛙心收缩曲线，描述错误的是（　　　）

   A. 曲线幅度代表心脏收缩的强弱

B. 曲线的顶点水平代表心室舒张的程度

C. 曲线的规律性代表心跳的节律性

D. 曲线的基线代表心室舒张的程度

9. 蛙心灌流实验所用任氏液中的氯化钠浓度约为（　　）

A. 0.9% 　　　　　B. 0.65% 　　　　　C. 0.35% 　　　　　D. 1%

10. 向蛙心插管的任氏液中滴加乙酰胆碱，可使（　　）

A. 心率加快，收缩曲线幅值减小　　　　B. 心率加快，收缩曲线幅值增大

C. 心率减慢，收缩曲线幅值减小　　　　D. 心率减慢，收缩曲线幅值增大

11. 关于动作电位传导的叙述，错误的是（　　）

A. 细胞膜产生的动作电位可以不衰减的方式进行传导

B. 动作电位的传导靠局部电流进行

C. 传导速度取决于刺激强度

D. 动作电位幅度不会因传导距离而改变

12. 自家兔耳缘静脉注射 20% 甘露醇 2 ~ 3mL/kg，可引起（　　）

A. 小管液的溶质浓度下降

B. 小管液渗透压下降

C. 肾小管特别是近球小管对水的重吸收减少

D. 近球小管对 Na^+ 的重吸收增加

13. 缺氧对呼吸的刺激主要是通过（　　）

A. 直接刺激中枢的呼吸神经元　　　　B. 刺激中枢化学敏感区

C. 刺激颈动脉体和主动脉体感受器　　　　D. 刺激颈动脉窦和主动脉弓感受器

14. 在呼吸运动的调节实验中，静脉注入乳酸后，呼吸运动的变化是（　　）

A. 呼吸变慢、加深　　　　B. 呼吸加快、加深

C. 呼吸变慢、变浅　　　　D. 呼吸变快、变浅

15. 室性期前收缩之后出现代偿性间歇的原因是（　　）

A. 窦房结的节律性兴奋少发生一次

B. 窦房结的一次节律性兴奋落在室性期前收缩的有效不应期内

C. 窦房结的节律性兴奋传出速度减慢

D. 室性期前收缩的有效不应期太长

16. 关于神经干动作电位引导实验，叙述错误的是（　　）

A. 用浸有任氏液的棉球擦拭所有电极，不要留有水珠，形成湿润环境

B. 将神经标本粗端置于记录电极上，细端置于刺激电极上

C. 调节延迟钮，使刺激伪迹移到适当处

D. 实验时不可在神经干上滴过多的任氏液

17. 关于坐骨神经干动作电位的引导实验，描述错误的是（　　）

A. 缓慢增大刺激强度，在伪迹后会出现双相动作电位

B. 记录到的双相动作电位的负相波和正相波为对称的波形

C. 伪迹太大，会使动作电位发生畸变

D. 伪迹与动作电位起始的转折处之间的时间为潜伏时

18. 下列有关同一细胞兴奋传导的叙述，错误的是（　　　）

    A. 动作电位可沿细胞膜传导到整个细胞

    B. 动作电位的幅度随传导距离增加而减小

    C. 在有髓纤维呈跳跃式传导

    D. 有髓纤维传导动作电位的速度比无髓纤维快

19. 切断家兔颈部双侧迷走神经，呼吸运动发生的变化是（　　　）

    A. 呼吸加快、加深　　　　　　　　B. 呼吸变慢、加深

    C. 呼吸变慢、变浅　　　　　　　　D. 呼吸变快、变浅

20. 在兔血压调节实验中，20% 氨基甲酸乙酯溶液麻醉动物的剂量是（　　　）

    A. 1g/kg　　　　　　B. 2g/kg　　　　　　C. 4g/kg　　　　　　D. 5g/kg

21. 当血钾逐步升高时，心肌的兴奋性会（　　　）

    A. 逐步升高　　　　　　　　　　　B. 逐步降低

    C. 先升高后降低　　　　　　　　　D. 先降低后升高

22. 下述有关生理学实验的注意事项，错误的是（　　　）

    A. 动物麻醉时，要控制麻醉药的给药速度

    B. 实验标记应在实验结束时统一记录

    C. 描记心电图时，应尽量避免肌电干扰

    D. 电生理实验开始前要接好地线

23. 在家兔实验中，下列操作可使麻醉下的家兔呼吸变深慢的是（　　　）

    A. 切断两侧迷走神经　　　　　　　B. 刺激迷走神经中枢端

    C. 刺激迷走神经外周端　　　　　　D. 在上、下丘之间切断脑干

24. 神经干动作电位幅度在一定范围内与刺激强度成正比的原因（　　　）

    A. 全或无定律　　　　　　　　　　B. 各条纤维兴奋性不同

    C. 局部电流不同　　　　　　　　　D. 局部电位不同

25. 下列可使 ADH 释放减少的是（　　　）

    A. 失血　　　　　　　　　　　　　B. 血浆晶体渗透压增高

    C. 人体由卧位转为立位　　　　　　D. 大量饮清水

二、名词解释

1. 兴奋　　　　　　　　2. 阈强度　　　　　　　3. 绝对不应期

4. 动作电位　　　　　　5. 等长收缩　　　　　　6. 等张收缩

7. 单收缩　　　　　　　8. 不完全强直收缩　　　9. 完全强直收缩

10. 红细胞的悬浮稳定性　11. 红细胞沉降率　　　　12. 交叉配血试验

13. 房室延搁　　　　　　14. 有效不应期　　　　　15. 期前收缩

16. 代偿间歇　　　　　　17. 正常起搏点　　　　　　18. 潜在起搏点

19. 平均动脉压　　　　　　20. 收缩压　　　　　　　　21. 舒张压

22. 脉压　　　　　　　　　23. 中心静脉压　　　　　　24. 微循环

25. 压力感受性反射　　　　26. 生理无效腔　　　　　　27. 胸膜腔内压

28. 外周化学感受器　　　　29. 吸收　　　　　　　　　30. 胃容受性舒张

31. 分节运动　　　　　　　32. 能量代谢　　　　　　　33. 基础代谢率

34. 渗透性利尿　　　　　　35. 水利尿　　　　　　　　36. 反射

37. 牵张反射　　　　　　　38. 腱反射　　　　　　　　39. 肌紧张

40. 去大脑僵直

三、简答题

1. 为何肌肉收缩在一定范围内可随刺激强度的增加而增强？

2. 电刺激坐骨神经 – 腓肠肌标本的神经后，从电刺激神经到引起肌肉收缩的整个过程中依次发生了哪些生理活动？

3. 血清与血浆的主要区别是什么？

4. 如何设计实验来证实心肌有较长的有效不应期？

5. 如何设计实验来分析蛙心兴奋的正常起搏点和传导方向，以及各部分自律性的高低？

6. 在蛙心灌注实验中，逐级升高任氏液 K^+ 浓度时，心肌的兴奋性和传导性有何变化？为什么？有何意义？

7. 如何设计实验来证实组胺和肾上腺素对毛细血管的影响？

8. 如何证明心血管中枢有紧张性活动？如何证明支配心脏的神经中以心迷走神经的紧张性占优势？

9. 试述影响动脉血压的因素。

10. 在严重缺氧、CO_2 潴留、酸中毒、窒息的情况下，机体是如何维持动脉血压的？

11. 在动物实验中，夹闭一侧颈总动脉后，动脉血压有何变化？为什么？

12. 电刺激家兔完整的减压神经时，动脉血压有何变化？若再分别刺激减压神经向中端及向心端，又会引起什么结果？为什么？

13. 电刺激家兔迷走神经向心端，会引起动脉血压如何变化？其机制是什么？

14. 静脉注射肾上腺素或乙酰胆碱之后，血压会发生什么变化？为什么？

15. 切断家兔双侧颈迷走神经对呼吸的影响如何？为什么？

16. 试述动脉血二氧化碳分压升高、动脉血氧分压降低对呼吸有何作用？其机制为何？

17. 试述胸膜腔内负压的形成及生理意义。

18. 静脉注入 3% 乳酸 2mL，家兔的呼吸运动有何变化？

19. 家兔吸入 CO_2 后呼吸运动有何变化？为什么？

20. 动物实验中，在气管插管上连接一根长 20cm、内径 1cm 的橡皮管，家兔的呼吸运动有何改变？为什么？

21. 参与呼吸调节的化学感受器有哪些？

22. 小肠运动的形式有几种？各有何生理作用？小肠运动受哪些因素的调节？

23. 为什么小肠是最重要的吸收部位？

24. 如何设计实验证明阿托品能对抗乙酰胆碱对家兔小肠平滑肌的收缩作用？

25. 试述胃运动的形式及其生理意义。

26. 胆汁成分中与消化有关的物质是什么？它具有什么作用？胆汁的分泌和排出是如何调节的？

27. 什么是基础代谢率？基础代谢率的正常范围和临床意义是什么？

28. 静脉注射肾上腺素对尿量有何影响？

29. 饮大量生理盐水或清水后，尿量会发生什么变化？为什么？

30. 大量出汗后，尿量会发生什么变化？为什么？

四、实验设计题

请你设计一个实验，通过对脊蛙屈肌反射的分析，探讨反射弧的完整性与反射活动的关系。先制备脊蛙，并叙述制备过程。

附：参考答案

一、单选题

1. B 2. B 3. B 4. B 5. B 6. B 7. B 8. B 9. B 10. C 11. C
12. C 13. C 14. B 15. B 16. B 17. B 18. B 19. B 20. A 21. C 22. B
23. A 24. B 25. D

二、名词解释

1. 兴奋：机体的器官或组织接受刺激后，从相对静止状态转变为活动状态，或由较弱的活动状态转变为较强的活动状态，这一过程叫作兴奋，以动作电位的出现为指标。

2. 阈强度：固定刺激的持续时间和刺激强度对时间的变化率，能引起细胞产生动作电位的最小刺激强度，称为阈强度。

3. 绝对不应期：细胞在接受一次刺激而发生兴奋的当时和随后的一个短时间内兴奋性降低到零，对另一个无论多强的刺激也不能发生反应的时期，称为绝对不应期。

4. 动作电位：在静息电位的基础上，细胞受到一个适当的刺激时，膜电位发生迅速的一过性的波动，这种短暂可逆的、扩布性电位变化，称为动作电位。

5. 等长收缩：肌肉收缩时长度保持不变而只有张力的增加，称为等长收缩。

6. 等张收缩：肌肉收缩时只有长度缩短，张力保持不变，称为等张收缩。

7. 单收缩：肌细胞受到一次短促刺激，产生一次动作电位而引起的一次机械收缩和舒张的过程。

8. 不完全强直收缩：骨骼肌受到频率相对较低的连续刺激时，收缩反应总和过程发生于前一次收缩过程的舒张期，表现为收缩不完全相互融合，称为不完全强直收缩。

9. 完全强直收缩：骨骼肌受到频率较高的连续刺激时，总和过程发生在前一次收缩过程的收缩期，表现为完全强直收缩。

10. 红细胞的悬浮稳定性：将抗凝血静置于一支小玻璃管中，红细胞虽然比重大于血浆，但下沉十分缓慢，说明红细胞有一定的悬浮稳定性。

11. 红细胞沉降率：将抗凝血置于一垂直竖立的血沉管内，由于红细胞比重较血浆比重大，红细胞将逐渐下沉，在一定时间内，红细胞沉降下来的距离，叫作红细胞沉降率。

12. 交叉配血试验：把供血者的红细胞与受血者的血清进行配合，再将受血者的红细胞与供血者的血清相配合，以观察有无红细胞凝集的试验，称为交叉配血试验。

13. 房室延搁：房室交界是兴奋由心房进入心室的唯一通道。房室交界区细胞的传导性很低，交界区的缓慢传导使兴奋在这里延搁一段时间才向心室传导，故称房 – 室延搁。

14. 有效不应期：心肌细胞一次兴奋过程中由 0 期开始到 3 期膜内电位恢复到 -60mV 这一段不能再发生动作电位的时期，称为有效不应期。

15. 期前收缩：在心室肌有效不应期之后，下一次窦房结兴奋到达之前，心室受到一次人为的或来自窦房结以外的刺激，则会产生一次提前出现的兴奋和收缩，分别称为期前兴奋和期前收缩。

16. 代偿间歇：在一次期前收缩之后出现较长的心室舒张期，称为代偿间歇。

17. 正常起搏点：窦房结是主导整个心脏兴奋和搏动的正常部位，通常称其为正常起搏点。

18. 潜在起搏点：正常情况下，窦房结以外的心脏自律性组织并不能表现出它们自身的自律性，只是起着传导兴奋的作用，称之为潜在起搏点。

19. 平均动脉压：一个心动周期中每一瞬间动脉血压的平均值，称为平均动脉压。平均动脉压大约等于舒张压加上 1/3 脉压。

20. 收缩压：心室收缩射血时，动脉血压快速上升所达到的最高值，称为收缩压。

21. 舒张压：心室舒张时，动脉血压降低，在心舒末期所达到的最低值，称为舒张压。

22. 脉压：收缩压和舒张压之差，称为脉搏压，简称为脉压。

23. 中心静脉压：指胸腔大静脉和右心房的血压。

24. 微循环：指微动脉和微静脉之间的血液循环。其基本功能是进行血液和组织液之间的物质交换。

25. 压力感受性反射：当动脉血压升高时，会牵张刺激颈动脉窦和主动脉弓的压力感受器，反射性地引起动脉血压的下降，称为压力感受性反射，又称减压反射。

26. 生理无效腔：通常将鼻、咽、喉、气管、支气管等呼吸道称为解剖无效腔；进入肺泡而未能发生气体交换的这部分肺泡容量，称为肺泡无效腔。解剖无效腔与肺泡无效腔合称为生理无效腔。

27. 胸膜腔内压：指胸膜腔内的压力。平静呼吸过程中胸膜腔内压总是低于大气压，称胸膜腔内负压。

28. 外周化学感受器：指颈动脉体和主动脉体能直接感受血液中 PCO_2、H^+ 浓度及 PO_2 的变化。

29. 吸收：食物经过消化后，透过消化道的黏膜进入血液和淋巴循环的过程，称为吸收。

30. 胃容受性舒张：当咀嚼和吞咽时，食物对咽、食管等处感受器的刺激可通过迷走神经反射性地引起胃底和胃体肌肉的舒张，胃壁肌肉的这种活动被称为胃的容受性舒张。

31. 分节运动：指小肠的一种以环形肌为主的节律性收缩和舒张运动，主要起混合食物的作用。

32. 能量代谢：生物体内物质代谢过程中所伴随的能量释放、转移和利用等，称为能量代谢。

33. 基础代谢率：在基础状态下，即清晨、清醒、静卧、未做肌肉活动、无精神紧张、禁食 12 小时以上且室温在 20～25℃时机体单位时间的能量代谢，称为基础代谢率。

34. 渗透性利尿：小管液中溶质的浓度增大，渗透浓度随之升高，就会阻碍肾小管对水的重吸收，排出尿量增多，这种利尿现象称为渗透性利尿。

35. 水利尿：指大量饮清水后引起尿量增多的现象，其发生的原因是血浆晶体渗透压下降。

36. 反射：指在中枢神经系统参与下，机体对内、外环境刺激的规律性应答。

37. 牵张反射：有神经支配的骨骼肌受到外力牵拉时，引起受牵拉同一肌肉收缩的反射活动，称为牵张反射。

38. 腱反射：指快速牵拉肌腱时引起的牵张反射。

39. 肌紧张：指缓慢持续牵拉肌腱时引起的牵张反射，表现为受牵拉的肌肉发生轻度、持续的紧张性收缩，以阻止被拉长，是姿势反射及进行其他复杂运动的基础。

40. 去大脑僵直：在中脑上、下丘脑之间切断脑干后，动物会出现抗重力肌（伸肌）的肌紧张亢进，表现为四肢伸直、坚硬如柱、头尾昂起、脊柱挺硬的现象，称为去大脑僵直。

三、简答题

1. 答：从阈刺激起始，随着刺激强度的增加，肌肉收缩也相应增强。当刺激强度增加到一定限度时，肌肉收缩也达到最大限度，如再增大刺激强度，肌肉收缩就不再增强。

2. 答：从坐骨神经接受刺激到发生肌肉收缩，一般会经历下列变化过程。

   (1) 刺激引起坐骨神经产生动作电位。

   (2) 动作电位沿坐骨神经以跳跃式的方式传导至末梢。

   (3) 兴奋在神经肌肉接头处的传递，即突触前膜去极化引起 Ca^{2+} 内流，从而触发神经递质 ACh 释放；ACh 经扩散与接头后膜上的 N_2 型 ACh 受体结合，出现以 Na^+ 内流为主的离子跨膜流动，形成终板电位；终板电位电紧张传播，引起周围肌膜产生动作电位。

   (4) 骨骼肌兴奋 – 收缩耦联，肌细胞的细胞质内 Ca^{2+} 浓度迅速增高。

   (5) 细胞质内 Ca^{2+} 与肌钙蛋白结合，诱发肌丝滑行，引起肌肉收缩。

   (6) 肌质网膜上 Ca^{2+} 泵活动的结果，使细胞质内 Ca^{2+} 浓度恢复，肌肉出现舒张。

3. 答：血浆是指经过抗凝处理过的血液经离心沉淀得到的淡黄色半透明液体。血清是指未经抗凝处理的血液发生凝固，待血凝块收缩后，得到的淡黄色上清液。因此，血浆和血清的主要区别是制备血浆的血液经过了抗凝处理，未发生凝血，故血浆中含较齐备的凝血因子；而制备血清的血液未经抗凝处理，发生了凝血，故其中的凝血因子因消耗而减少，某些凝血因子甚至会耗竭。此外，血清中还含血管内皮细胞和血小板在凝血过程中释放的活性物质。

4. 答：(1) 动物和设备的准备。破坏蛙的脑和脊髓，将其背位固定于蛙板上，剪开胸部皮肤、肌肉和胸骨，暴露心脏；用蛙心夹连接心尖和张力传感器并调节好紧张度，将刺激电极接触心室，刺激参数选单刺激、波宽 1 毫秒、强度增加达到阈值。

   (2) 描记一段正常蛙心收缩曲线。

   (3) 在心室收缩期给予一个阈上刺激，记录其反应。

   (4) 在心室舒张早期、中期、晚期各给予一次阈上刺激，并记录其反应。结果发现，心室收缩期间不能接受任何刺激而出现新的兴奋和收缩，而心肌的舒张期（不包括舒张早期）则处于相对不应期，该期能接受阈上刺激，并出现一个期前收缩，随后有一个代偿间歇，因此心肌具有相当长的有效不应期，比整个收缩期还略长些。

5. 答：(1) 动物和设备的准备。破坏蛙的脑和脊髓，将其背位固定于蛙板上，剪开胸部皮肤、肌肉和胸骨，暴露心脏，用蛙心夹连接心尖。

   (2) 将蛙心翻向头端或提起心尖，观察蛙心各部的收缩顺序，并记录其收缩频率。

   (3) 在主动脉之下穿线，将心脏翻向头端，用丝线在心房和静脉窦之间结扎（此结扎称为斯氏第一结扎），此时心房、心室搏动均停止，静脉窦仍搏动。

（4）待心脏恢复搏动后，用丝线在心房和心室之间结扎（此结扎称为斯氏第二结扎），此时心室搏动停止，心房和静脉窦仍搏动。

蛙心传导系统各部分都具有自律性，其中以静脉窦（哺乳动物为窦房结）的自律性最高，房室交界次之，心室内的传导组织最低，故静脉窦为蛙心兴奋和搏动的正常起搏点。静脉窦的兴奋沿心房传至房室交界，再经房室束和浦肯野纤维传至心肌。若在不同部位阻断传导，则会出现正常收缩节律的障碍。

6. 答：制备离体蛙心灌流模型。用蛙心夹连接心尖和张力传感器，调节放大倍数，进行下列实验项目。

（1）描记一段蛙心正常收缩曲线。

（2）向套管中加入 1% KCl 溶液 1 滴或 2 滴，观察蛙心活动有何变化；然后继续加入 1% KCl 溶液 1 滴或 2 滴，观察蛙心活动有何变化。结果发现，心肌的兴奋性会出现双向变化。当细胞外液 K^+ 浓度轻度升高时，心肌细胞膜内外的 K^+ 浓度差减小，K^+ 外流减少，心肌细胞静息电位或最大复极电位轻度减小，与阈电位之间的差距减小，心肌兴奋性升高。当细胞外液 K^+ 过度升高时，心肌细胞静息电位或最大复极电位绝对值显著减小，心肌细胞膜上的 Na^+ 通道部分或大量失活，心肌兴奋性降低，甚至丧失。

心肌兴奋性传导速度将逐渐减慢。其机制是当细胞外液 K^+ 浓度逐渐升高时，心肌细胞静息电位或最大复极化电位绝对值显著减小，Na^+（或 Ca^{2+}）内流的驱动力减小，并且 Na^+（或 Ca^{2+}）通道部分失活，心肌动作电位 0 期 Na^+（或 Ca^{2+}）内流的速度和量减小，0 期去极化的速度和幅度减小，局部电流形成减慢、强度减小，局部电流影响范围变小，故兴奋传导减慢。高钾血症可引起房室交界和心房肌传导阻滞，严重时甚至会引起心室内传导阻滞、心脏停搏。

7. 答：取蟾蜍或蛙 1 只，破坏脑和脊髓后，将其固定在蛙板上，在腹侧部剪一切口，拉出一段小肠，将肠系膜展开，并用大头针将小肠固定在蛙板的圆孔周围。向小肠上滴加任氏液，防止发生干燥，然后进行以下项目。

（1）在低倍镜下观察小动脉、小静脉和毛细血管中的血流情况，分辨其流速、方向和特征。

（2）滴 1 滴 0.01% 肾上腺素溶液于肠系膜血管上，观察血管口径及血流速度的变化。发生变化后，迅速以任氏液冲洗。

（3）滴 1 滴 0.01% 组胺溶液于肠系膜血管上，观察血管口径及血流速度的变化。

结果发现，滴加肾上腺素后，血管口径变小，血流速度加快，由于肾上腺素对 α 受体和 β 受体都有作用，因此肾上腺素对血管的作用取决于在血管平滑肌上哪种受体占优势，对以 α 受体占优势的血管，如皮肤和内脏的血管等，肾上腺素可使之收缩。滴加组胺后，血管口径变大，血流速度减慢（因为组胺有强烈的舒血管作用）。

8. 答：心血管中枢的紧张性活动可以通过阻断神经来分别观察、证实心迷走神经紧张占优势。例如，在犬的实验中，对照心率为 96 次/分，切断两侧迷走神经（或用阿托品阻断 M 受体）后，则心率增加到 180～200 次/分，其心率的增值可看作是迷走神经紧张的强度。如切断两侧心交感神经（或用心得安阻断 β 肾上腺素能受体），则心率降至 70 次/分，这种心率的减值就是交感神经紧张的强度。实验证实了心脏正常时受交感神经、迷走神经紧张的双重控制，又证实了以迷走神经紧张占优势。

交感缩血管紧张也可以采用类似的方法来证明。如切断支配血管的交感神经或用酚妥拉明阻断 α 受体，即可见受其支配的血管扩张，说明静息状态下的血管平滑肌处于一定的收缩状态。

9. 答：影响动脉血压的因素有以下几个方面。

(1)搏出量：在心率与外周阻力恒定的情况下，搏出量可以增加动脉内的血容量，升高收缩压；虽然舒张压也升高，但升高幅度不如收缩压，故脉压也有轻度增加。因此，收缩压的高低主要反映心脏搏出量的多少。

(2)心率：如心率加快，则使心舒期缩短，心舒期末主动脉内存留血量增加。因此，心率加快时，舒张压的升高大于收缩压的升高，故脉压减小。当心率减慢时，则结果相反。由此可见，心率主要影响舒张压。

(3)外周阻力：外周阻力增加时，由于阻止动脉血液流向外周，使心舒期末动脉内存留的血量增加，因此以舒张压升高为主。同理，外周阻力降低时，血压降低也以舒张压明显。由此可见，舒张压的高低主要反映外周阻力的大小。

(4)主动脉和大动脉的顺应性：大动脉弹性扩张主要用来缓冲血压，使收缩压降低、舒张压升高，故当大动脉硬化时，顺应性变小，缓冲能力减弱，收缩压升高而舒张压降低，脉压增大。

(5)循环血量和血管系统容量的比例：失血时，循环血量减少，而血管容量改变不大，体循环平均压下降，使回心血量减少、心输出量减少、动脉血压下降。如循环血量不变，血管容量增加，也可使回心血量减少、动脉血压下降。

10. 答：严重缺氧、CO_2 潴留、酸中毒、窒息对体循环血管的直接作用是扩张血管、降低动脉血压，但机体可通过颈动脉体和主动脉体化学感受器的反射维持动脉血压以及心脏、脑等重要器官的血液供应。正常情况下，化学感受器反射主要用来调节呼吸运动，对心血管活动不起明显的调节作用，但血氧分压降低、CO_2 分压升高及 pH 值降低可激活颈动脉体及主动脉体内的化学感受器，传入冲动分别沿窦神经和主动脉神经上传到延髓的心血管中枢及呼吸中枢，引起呼吸加深、加快，并因此使心率加快、心肌收缩增强、心输出量增多，同时使交感缩血管紧张增强而引起外周血管收缩，外周阻力增大而引起动脉血压升高，皮肤、骨骼肌、腹腔内脏和肾脏的血流量减少，心脏、脑血流量增加，从而维持了动脉血压以及心脏、脑部的血液供应。

11. 答：夹闭一侧颈总动脉后，动脉血压会升高。其原因如下：心脏射出的血液经主动脉弓、颈总动脉而到达颈总动脉窦，当血压升高时，该处动脉管壁受到机械牵张而扩张，从而使主动脉弓和颈动脉窦血管壁外膜上作为压力感受器的感觉神经末梢兴奋，引起减压反射，从而使血压下降；当血压下降时，窦内压降低，减压反射减弱，从而使血压升高。在实验中，夹闭一侧颈总动脉后，心脏射出的血液不能流经该侧颈动脉窦，可使窦内压力降低，压力感受器受到的刺激减弱，经窦神经上传中枢的冲动减少，减压反射活动减弱，因而心率加快、心肌收缩力增强、回心血量增加、心输出量增加、阻力血管收缩、外周阻力增加，导致动脉血压升高。

12. 答：主动脉弓压力感受器的传入纤维一般在迷走神经中上传到中枢，但家兔主动脉弓压力感受器的传入纤维却自成一束，在颈部与迷走神经及颈交感神经伴行，称之为减压神经。电刺激家兔完整的减压神经或切断后的减压神经向中端，其传入冲动相当于压力感受器的传入兴奋，传入延髓心血管中枢，将引起减压反射的加强，使心率减慢、心输出量减少、外周血管阻力降低，从而导致动脉血压下降；刺激减压神经的外周端对动脉血压无影响，因为减压神经是传入神经。

13. 答：电刺激家兔迷走神经向心端，即刺激支配心脏的迷走神经，其末梢释放的递质是乙酰胆碱（ACh），ACh 与心肌细胞膜上的 M 胆碱能受体结合，可导致心率减慢、心房肌收缩力减弱、心房肌不应期缩短、房室传导速度减慢，甚至出现房室传导阻滞，即负性变时、变力和变传导效应，导致血压下降。

14. 答：静脉注射肾上腺素，血压先升高后降低，然后逐渐恢复正常。肾上腺素对心脏的作用是使心率加快、兴奋传导速度增加、心肌收缩力加强和心输出量增加，对血管的作用则主要取决于血管平滑肌上受体的分布情况。对 α 受体占优势的皮肤、肾脏、肠胃等内脏的血管，肾上腺素可使之收缩；对以 β 受体占优势的骨骼肌、肝脏和冠状动脉等血管，小剂量的肾上腺素则使之舒张，而大剂量时才出现缩血管反应。静脉注射肾上腺素后，开始时血液中浓度较高，对心脏和 α 受体占优势的血管发生作用，可使心跳加快、心肌收缩力加强、心输出量增加，并使皮肤、肾脏、肠胃等内脏器官的血管收缩，故血压升高。随着血中肾上腺素的代谢，其浓度逐渐降低，对 α 受体占优势的血管作用减弱，而对 β 受体占优势的骨骼肌、肝脏和冠脉血管发生作用，使之扩张，引起血压下降。最后，肾上腺素逐渐消失，血压也逐渐恢复正常。

静脉注射乙酰胆碱后，血压会降低。乙酰胆碱与心肌细胞膜上的 M_2 型胆碱能受体结合，可通过第二信使 cGMP 提高 K^+ 通道的开放程度，减少细胞内 cAMP，降低 Ca^{2+} 通道开放程度，使静息电位水平下降，兴奋性降低；窦房结 P 细胞静息电位水平下移，外向电流衰减减慢，心率减慢；复极化进程加速，Ca^{2+} 内流减少，房室结传导慢，且心肌收缩减弱，故血管平滑肌舒张，从而使血压下降。

15. 答：切断家兔双侧颈迷走神经后，呼吸会变深、变慢。兔的肺牵张感受器较为敏感，正常的呼吸受肺牵张反射的调节，阻止吸气活动过长，加速吸气动作和呼气动作的交替。迷走神经中含有肺牵张反射的传入纤维，切断两侧迷走神经后，中断了肺牵张反射的传入通路，肺牵张反射作用被消除，因此呼吸会变深、变慢。

16. 答：血中 PCO_2 增高，以及 PO_2、pH 值下降均可使呼吸运动增强，但其机制有所不同。CO_2 为很强的呼吸兴奋剂，其作用通过两条途径：一条途径是刺激延髓腹外侧的中枢化学感受器（CO_2 能透过血脑屏障，加强脑脊液中 H^+ 对此感受器的作用），这是主要途径；另一条途径是刺激外周化学感受器，冲动沿窦神经和主动脉神经传入延髓呼吸中枢，诱发反射性呼吸加深、加快；CO_2 减少时，呼吸减弱，但血 PCO_2 过高反能抑制呼吸中枢。血 PO_2 下降作用于外周化学感受器，可引起反射性呼吸兴奋，缺氧对呼吸中枢的直接作用是抑制。pH 降低、H^+ 增高亦通过外周与中枢化学感受器两种途径兴奋呼吸中枢。虽然中枢化学感受器的生理刺激是 H^+，但 H^+ 通过血脑屏障缓慢，从而限制了它的中枢效应。

17. 答：胸膜腔内压是指胸膜腔内的压力，因其在整个呼吸过程中始终低于大气压，故称为胸膜腔内负压。

有两种力量通过脏胸膜作用于胸膜腔：一是肺内压，可使肺泡扩张；二是肺回缩力，可使肺泡缩小。因此，胸膜腔内压力实际上是这两种方向相反的力的代数和，即胸膜腔内压 = 肺内压 – 肺回缩力。在吸气末和呼气末，肺内压等于大气压，因此胸膜腔内压 = 大气压 – 肺回缩力。若以一个大气压为零值标准，则胸膜腔内压 = – 肺回缩力，所以胸膜腔负压是由肺的弹性回缩力造成的。吸气时，肺扩张，肺的弹性回缩力增大，胸膜腔负压也更负；呼气时，肺缩小，肺的弹性回缩力减小，胸膜腔负压也减小。呼气末胸膜腔内压仍然是负值是由于胎儿出生后胸廓的生长速度比肺快，使胸廓经常牵引着肺，即使在胸廓因呼气而缩小时，仍使肺处于一定程度的扩张状态，因此在正常情况下，肺总是表现出回缩的倾向，即形成了胸膜腔内负压。

胸膜腔内负压的生理意义：①使肺能维持扩张状态；②使胸廓向内收敛，以便顺利进行肺通气和肺换气；③有助于胸腔静脉和淋巴液回流；④利于呕吐和反刍动物的逆呕。

18. 答：为家兔注入 2mL 的 3% 乳酸后，血中 H^+ 浓度升高，pH 值下降，通过外周化学感受器，可反射性地引起呼吸加深、加快。

19. 答：家兔吸入 CO_2，可使呼吸运动加深、加快，肺通气量增加。因为 CO_2 兴奋呼吸是通过刺激中枢化学感受器和外周化学感受器两条途径而起作用的，并且以兴奋中枢化学感受器为主。

20. 答：在气管插管上连接一段橡皮管后，家兔的呼吸会加深、加快。一方面，橡皮管增大了无效腔，降低了气体的更新率，肺泡气中 PO_2 降低、PCO_2 升高，从

而使血液中 PO_2 降低、PCO_2 升高，可通过化学感受性反射使呼吸运动加深、加快；另一方面，橡皮管使气道加长，加大了气道阻力，可通过呼吸肌本体感受性反射使呼吸运动加强。

21. 答：化学感受器是指其适宜刺激是化学物质的感受器。参与呼吸调节的化学感受器因其所在的部位不同，可分为外周化学感受器和中枢化学感受器。

(1)外周化学感受器：颈动脉体和主动脉体是调节呼吸和循环的重要外周化学感受器。在动脉血氧分压降低、动脉血二氧化碳分压或 H^+ 浓度升高时受到刺激，冲动可经窦神经和迷走神经传入延髓，反射性地引起呼吸加深、加快以及血液循环的变化。化学感受器所感受的刺激是动脉血氧分压，而且是感受器所处环境的动脉血氧分压，不是动脉血氧含量。

(2)中枢化学感受器：位于延髓腹外侧浅表部位，左右对称，可以分为头端、中间、尾端三个区。头端区和尾端区都有化学感受区，中间区可能是头端区和尾端区传入冲动向脑干呼吸中枢投射的中继站。中枢化学感受器的生理刺激是脑脊液和局部细胞外液的 H^+。中枢化学感受器与外周化学感受器不同，它不感受缺氧的刺激，但对 CO_2 的敏感性比外周的高，反应潜伏期较长。中枢化学感受器的作用可能是调节脑脊液的 H^+ 浓度，使中枢神经系统有一稳定的 pH 环境，而外周化学感受器的作用主要是在机体低氧时维持对呼吸的驱动。

22. 答：(1)小肠的运动形式包括以下几种。①紧张性收缩：小肠平滑肌经常处于紧张状态，这种紧张性是小肠运动的基础，如果小肠紧张性降低，则肠腔易于扩张，混合食糜无力，推送食糜也慢；反之，紧张性升高，推送和混合食糜就会加快。②分节运动：主要作用是使食糜与消化液充分混合，便于进行化学性消化；还可使食糜与肠壁紧密接触，有利于营养物质的吸收；还能挤压肠壁，有助于血液和淋巴液的回流。③蠕动：指肠段一种速度缓慢的波浪式推进运动。④摆动：指以纵行肌为主的节律性舒缩活动，在草食动物中较为明显。

(2)小肠运动的调节：具体如下。①内在神经丛的作用：食糜对肠壁的机械和化学刺激可通过肌间神经丛联系的局部反射引起平滑肌的蠕动。②外来神经的作用：副交感神经兴奋能加强小肠运动，交感神经则抑制其运动，上述作用还依肠道平滑肌当时的功能状态而定。③体液因素的作用：除乙酰胆碱和去甲肾上腺素外，P 物质、脑啡肽和 5 - 羟色胺都有刺激小肠运动的作用。

23. 答：小肠之所以成为吸收的最重要部位，是因为它具备以下条件。

(1)小肠内集中了许多重要的消化液，如胰液、胆汁、小肠液等，其中的各种消化酶对食物的各种成分都能进行彻底消化。

(2)小肠具有广泛的吸收面积。人的小肠长 5～7m，小肠黏膜上有环状皱褶，皱褶上又有大量绒毛，绒毛外的柱状上皮细胞顶端还有许多微绒毛，这些结构最终可使小肠面积增加约 600 倍，达到 $200m^2$ 左右。

(3)食物在小肠内停留时间较长(3～8 小时)，可被充分地消化和吸收。

（4）小肠绒毛内有毛细血管和中央乳糜管，利于代谢物质的吸收并进入血液和淋巴系统。

24. 答：实验设计方案如下。

（1）离体肠段的准备：经兔耳缘静脉注射空气处死兔子，立即打开腹腔，取出十二指肠，剪成 3~4cm 长的小段，于 30℃ 台氏液中洗去内容物，切取 2cm 左右肠段（以两端翻卷者为好）。

（2）离体小肠运动的实验装置：将装有一定量台氏液的麦氏浴皿于 37℃ 水浴锅内保温，以缝针在肠段两端穿线或进行环线绕肠结扎，将一端固定于通气钩上，将另一端固定于换能器上，放入麦氏浴皿中，调节换能器与肠段连线的紧张度。

（3）运动描记：记录一段自动性收缩曲线。从麦氏浴皿侧管加入 1 滴或 2 滴乙酰胆碱，记录收缩曲线，待收缩达到最高点时，加入阿托品 1 滴或 2 滴，记录收缩曲线。结果发现，乙酰胆碱对小肠运动有加强作用，添加阿托品后，抑制了乙酰胆碱对小肠运动的刺激作用。因为乙酰胆碱作用于 M 受体，可使平滑肌收缩加强、肌张力增加，而阿托品能够阻断 M 受体。

25. 答：胃运动的功能在于接受和储存从食管来的食物，还可以机械地磨碎块状固体食物，并使食物与胃液充分混合，直至成为一种半流体混合物（食糜），以适宜的速度逐次地、小量地将食糜分批排入小肠。消化期主要的运动形式有两种。

（1）胃的容受性舒张：当进食时，咀嚼和吞咽食物对咽、食管等处感受器的刺激可反射性地引起胃底和胃体肌肉舒张，该运动形式被称为胃的容受性舒张。舒张后的胃容量可增加到 1.5L，使胃能适应大量食物的进入，从而更好地完成容受和储存食物的功能。

（2）胃的蠕动：食物进入胃后约 5 分钟，蠕动即开始。蠕动从胃的中部开始，有节律地向幽门方向进行。人体胃的蠕动频率为 3 次/分，每次需 1 分钟左右到达幽门，因此通常是一波未平，一波又起。蠕动的主要生理意义：一方面可使食物与胃液充分混合，以利于胃液发挥作用；另一方面则可搅拌和粉碎食物，并推进胃内容物通过幽门进入十二指肠。

胃在消化期存在移行性复合运动，其生理意义在于它的 Ⅲ 时相出现强烈的收缩活动，加速胃排空，把胃内容物"清扫"入十二指肠，接着沿小肠向下"清扫"，同时还伴有胃酸分泌等，为下一次消化做好准备。

26. 答：（1）胆汁中除水外，还有胆色素、胆盐、胆固醇、卵磷脂以及血浆中所有的无机盐；胆汁中没有消化酶。

（2）胆汁中的胆盐、胆固醇和卵磷脂等可作为乳化剂，减低脂肪的表面张力，增加胰脂肪酶的作用面积。胆汁达到一定浓度后，可聚合成微胶粒，与脂肪分解产物形成水溶性复合物，作为运载工具，促进不溶于水的脂肪分解产物的吸收，并促进脂溶性的维生素 A、维生素 D、维生素 E、维生素 K 的吸收。此外，胆汁在十二指肠可中和一部分胃酸，还可作为促进胆汁自身分泌的体液因素。

（3）胆汁分泌的调节：具体如下。

1）神经因素的作用：进食动作或食物对胃、小肠的刺激均可通过神经反射引起肝胆汁分泌的少量增加和胆囊的轻度收缩；迷走神经释放乙酰胆碱可直接作用于肝细胞和胆囊，增加胆汁分泌和引起胆囊收缩，还可通过释放胃泌素引起肝胆汁的分泌增加。

2）体液因素的作用：①胃泌素可通过血液循环直接作用于肝细胞，也可先引起胃酸的分泌，胃酸再作用于十二指肠黏膜，使十二指肠黏膜释放促胰液素，从而作用于肝细胞，引起胆汁分泌增加。②促胰液素可刺激肝细胞，引起肝胆汁的分泌。③胆囊收缩素可兴奋胆囊平滑肌，并使其强烈收缩，从而排出胆汁。④胆盐经过肝肠循环后回到肝脏，可刺激肝细胞分泌胆汁。

27. 答：基础代谢是指基础状态下的能量代谢。所谓基础状态，是指满足以下条件的一种状态：清晨、清醒、静卧，未做肌肉活动；夜晚睡眠良好，测定时无精神紧张；测定前至少禁食 12 小时；室温保持在 20～25℃。在这种状态下，体内能量的消耗只用于维持一些基本的生命活动，能量代谢比较稳定，因此把这种状态下单位时间内的能量代谢称为基础代谢率。正常人的基础代谢率是相当稳定的。一般说来，基础代谢率的实际数值与正常的平均值比较，如相差在 10%～15%，无论较高或较低，均不属于病态；当相差之数超过 20% 时，才有可能是病态。基础代谢率的测定是临床诊断甲状腺疾病的主要辅助方法。甲状腺功能低下时，基础代谢率可明显降低；甲状腺功能亢进时，基础代谢率可明显升高。

28. 答：肾上腺素可作用于肾血管平滑肌的肾上腺素能受体，引起肾血管收缩，使肾血流量减少，肾小球的有效滤过压下降，肾小球滤过率降低，促进近端小管和髓袢上皮细胞重吸收 Na^+、Cl^- 和水。因此，静脉注射肾上腺素可使尿量减少。

29. 答：正常人一次饮用 1000mL 清水后，经过半小时，尿量就开始增加，到第 1 小时末，尿量可达最高值；随后尿量减少，2～3 小时后恢复到原来水平，此现象称为水利尿。其原因如下：大量饮清水后，可使血浆晶体渗透压下降和血容量增加，引起抗利尿激素分泌减少，以致远曲小管和集合管对水的重吸收减少，尿量增加。如果饮用的是生理盐水，因其是等渗溶液，仅改变血容量而不会改变血浆晶体渗透压，抗利尿激素抑制程度轻，故尿量少于饮清水后的水利尿排出的尿量。

30. 答：尿量减少。因为汗液为低渗液体，大量出汗造成机体水分的丢失大于电解质的丢失，使血浆晶体渗透压升高，对渗透压感受器刺激增强，抗利尿激素释放增多，可促进远曲小管和集合管对水的重吸收，从而使尿量减少。

四、实验设计题

实验设计思路：

（1）分别将蛙的左、右后肢趾尖浸入盛有 1% 硫酸的平皿内（浸入的范围一致），观察双后肢是否都有反应；实验完后，将动物浸于盛有清水的烧杯内，洗掉滤纸片和硫酸，用纱布擦干皮肤。

（2）在蛙的左后肢趾关节上做一个环形皮肤切口，将切口以下的皮肤全部剥除（注意趾尖皮肤一定要剥除干净），再用 1% 硫酸溶液浸泡该趾尖，观察该侧后肢的反应；实验完后，将动物浸于盛有清水的烧杯内，洗掉滤纸片和硫酸，用纱布擦干皮肤。

（3）将浸有 1% 硫酸溶液的小滤纸片贴在蛙的左后肢的皮肤上，观察其后肢有何反应；待出现反应后，将动物浸于盛有清水的烧杯内，洗掉滤纸片和硫酸，用纱布擦干皮肤。

（4）提起穿在右侧坐骨神经下的细线，剪断坐骨神经，用连续阈上刺激来刺激蛙的右后肢趾，观察有无反应。

（5）分别以连续刺激来刺激蛙右侧坐骨神经的中枢端和外周端，观察该后肢的反应。

（6）以探针捣毁蛙的脊髓后，再重复上述步骤，观察有何反应。

第二部分　药理学实验习题

一、单选题

1. 抓取小鼠时，首先应抓其(　　)

    A. 尾尖处　　　　　　B. 尾根处　　　　　　C. 尾中处　　　　　　D. 背部皮肤

2. 关于小鼠的抓取，下列说法不正确的是(　　)

    A. 将小鼠放于光滑平面上更易于抓取

    B. 以左手拇指和示指固定小鼠耳部及头部皮肤，用无名指、小指及掌心固定小鼠的背部及尾部

    C. 最好戴手套进行操作，以防被抓伤

    D. 抓取颈部皮肤时不要抓得太紧，以防动物窒息死亡

3. 为小鼠灌胃时，(　　)

    A. 进针后若发现有阻力，可直接将药液注入

    B. 最好自口正中央处进针

    C. 需将灌胃针全部探入小鼠体内后再注入药物

    D. 应将小鼠身体拉直成一条直线

4. 小鼠的常用灌胃量为(　　)

    A. $0.1 \sim 0.3 mL/g$　　　　　　　　　　B. $0.5 \sim 1.0 mL/g$

    C. $0.01 \sim 0.03 mL/g$　　　　　　　　　D. $0.05 \sim 0.10 mL/g$

5. 大鼠的常用灌胃量为(　　)

    A. $0.1 \sim 0.3 mL/g$　　　　　　　　　　B. $0.5 \sim 1.0 mL/g$

    C. $0.01 \sim 0.03 mL/g$　　　　　　　　　D. $0.05 \sim 0.10 mL/g$

6. 关于小鼠腹腔注射，下列说法不正确的是(　　)

    A. 腹腔注射时动物头部向下不易刺到内脏

    B. 腹腔注射给药前要先排空注射器内的气泡

    C. 先刺入皮下，再进入腹腔

    D. 将注射针头与皮肤成90°进入

7. 下列关于小鼠的给药方法，说法正确的是(　　)

    A. 灌胃注射时，动物头部最好向下

    B. 灌胃针进入胃内时有落空感

    C. 腹腔注射最好在下腹部正中线附近进针

    D. 腹腔注射回抽有血时，可将药液注入

8. 下列关于动物麻醉时的注意事项，说法错误的是(　　)

    A. 剂量越大，麻醉效果越好

  B. 宜保持环境安静

  C. 要及时检查麻醉效果，过量会使动物死亡

  D. 应先快后慢，缓慢增加麻醉药的剂量

9. 下列关于家兔静脉注射时的注意事项，说法错误的是（　　）

  A. 注意不能有气泡注入，否则动物会立即死亡

  B. 如果插在血管外，有丘状突起，应拔出针头，重新注射

  C. 从耳缘静脉近心端开始注射

  D. 拔出针头时，须用棉球压住注射部位

10. 药理学实验设计要遵循的原则不包括（　　）

  A. 随机   B. 重复   C. 对照   D. 大量

11. 药理学实验设计中组别通常不包含（　　）

  A. 阳性对照组   B. 模型对照组

  C. 正常对照组   D. 毒性剂量组

12. 下列关于药理学实验中常用的动物体重的说法，错误的是（　　）

  A. 小鼠 18～22g   B. 大鼠 350～400g

  C. 家兔 2～2.5kg   D. 大鼠 180～200g

13. 用 1% 的戊巴比妥钠对小鼠进行麻醉，给药途径分别为甲鼠皮下注射、乙鼠腹腔注射、丙鼠灌胃、丁鼠肌肉注射，若给药剂量相同，则最后可出现麻醉作用的是（　　）

  A. 甲鼠   B. 乙鼠   C. 丙鼠   D. 丁鼠

14. 关于小鼠的给药途径，以下说法错误的是（　　）

  A. 采用灌胃给药的实验操作在给药前动物需禁食一段时间

  B. 小鼠尾静脉注射应从尾根部开始

  C. 灌胃给药时，若动物出现剧烈挣扎，应将灌胃针退出后再进针

  D. 腹腔注射时，针头刺入不能太深、太靠上，以免伤及内脏

15. 小鼠处死最常用的方法为（　　）

  A. 放血法   B. 空气栓塞法

  C. 颈椎脱臼法   D. 敲击头部法

16. 有机磷酸酯类农药中毒的机制是（　　）

  A. 抑制单胺氧化酶   B. 抑制胆碱酯酶

  C. 阻断胆碱受体   D. 激动肾上腺素受体

17. 大鼠静脉注射常选用的静脉是（　　）

  A. 尾静脉   B. 股静脉   C. 颈静脉   D. 舌下静脉

18. 在药理学实验设计中，关于每组实验动物的例数，说法错误的是（　　）

  A. 小鼠不少于 10 只   B. 大鼠不少于 5 只

  C. 家兔不少于 6 只   D. 大鼠不少于 10 只

19. 下列关于家兔的抓取，说法正确的是(　　　)

    A. 以一只手抓取颈背部皮肤，用另一只手托其臀部

    B. 仅提兔耳

    C. 捉拿四肢

    D. 仅提腰部和背部皮肤

20. 新药进行临床试验必须提供(　　　)

    A. 系统药理研究数据　　　　　　　　B. 急、慢性毒性观察结果

    C. 临床前研究资料　　　　　　　　　D. LD_{50}

21. 药物的治疗指数是指(　　　)

    A. ED_{50}/LD_{50}　　　B. LD_{50}/ED_{50}　　　C. LD_5/ED_{95}　　　D. ED_{95}/LD_5

22. LD_{50} 是指(　　　)

    A. 最大致死量的 1/2　　　　　　　　B. 最大治疗量的 1/2

    C. 引起半数实验动物死亡的剂量　　　D. 引起半数实验动物治疗有效的剂量

23. 半数致死量用于表示(　　　)

    A. 药物的安全度　　　　　　　　　　B. 评价新药是否优于老药的指标

    C. 药物的急性毒性　　　　　　　　　D. 药物的极量

24. 评价药物安全性最理想的参数是(　　　)

    A. ED_{50}　　　　　B. LD_{50}　　　　　C. LD_{50}/ED_{50}　　　　　D. PA_2

25. 关于氯丙嗪对体温影响的描述，错误的是(　　　)

    A. 抑制丘脑下部体温调节中枢的调节功能

    B. 在物理降温配合下，可使正常人和发热患者的体温降至正常以下

    C. 可用于低温麻醉

    D. 只降低发热患者的体温

26. 以下关于氯丙嗪的降温作用，不正确的描述是(　　　)

    A. 作用于体温调节中枢　　　　　　　B. 阻断多巴胺受体

    C. 在高温环境下可使体温升高　　　　D. 不受环境温度的影响

27. 对 ACh 的正确叙述是(　　　)

    A. 化学性质稳定　　　　　　　　　　B. 可使腺体分泌减少

    C. 可激动 M、N 胆碱受体　　　　　　D. 可抑制胃肠道平滑肌

28. 肾上腺素对心脏的作用是(　　　)

    A. 激动 α 受体，使心率加快、心肌收缩力增强、传导加快

    B. 激动 $β_1$ 受体，使心率加快、心肌收缩力增强、传导加快

    C. 激动 $β_1$ 受体，使心率减慢、心肌收缩力增强、传导加快

    D. 激动 α 受体，使心率减慢、心肌收缩力增强、传导加快

29. 心脏骤停的复苏最好选用(　　　)

    A. 去甲肾上腺素　　　　　　　　　　B. 肾上腺素

C. 异丙肾上腺素　　　　　　　　　　　D. 多巴胺

30. 治疗过敏性休克的首选药物是（　　　）

    A. 糖皮质激素　　　　　　　　　　　　B. 抗组胺药

    C. 去甲肾上腺素　　　　　　　　　　　D. 肾上腺素

31. 下列能对抗刺激迷走神经引起的心率变慢的药物是（　　　）

    A. 阿托品　　　　　　　　　　　　　　B. 毛果芸香碱

    C. 普萘洛尔　　　　　　　　　　　　　D. 乙酰胆碱

32. 治疗量的阿托品不会引起（　　　）

    A. 中枢兴奋，焦虑不安　　　　　　　　B. 腺体分泌减少

    C. 瞳孔扩大，眼内压升高　　　　　　　D. 心率加速

33. 下列与阿托品阻断 M 胆碱能受体无关的效应是（　　　）

    A. 瞳孔扩大　　　　　　　　　　　　　B. 抑制腺体分泌

    C. 解除小血管痉挛　　　　　　　　　　D. 心率加快

34. 肾上腺素的升压作用在使用 α 受体阻断剂后会导致（　　　）

    A. 双相变化　　　　　　　　　　　　　B. 翻转为降压

    C. 升压作用减弱　　　　　　　　　　　D. 升压作用增强

35. 伴有尿量减少、心肌收缩力减弱的感染性休克宜选用（　　　）

    A. 多巴胺　　　　　　　　　　　　　　B. 肾上腺素

    C. 去甲肾上腺素　　　　　　　　　　　D. 麻黄素

36. 普萘洛尔可诱发或加剧支气管哮喘的主要原因是（　　　）

    A. 促进肥大细胞释放组胺　　　　　　　B. 直接兴奋支气管平滑肌

    C. 兴奋支气管平滑肌的 M 受体　　　　 D. 阻断支气管平滑肌 β_2 受体

37. 关于异丙肾上腺素的临床应用，错误的是（　　　）

    A. 用于支气管哮喘急性发作　　　　　　B. 用于房室传导阻滞

    C. 用于感染性休克　　　　　　　　　　D. 用于心源性休克

38. 静脉滴注去甲肾上腺素发生药液外漏时，应用酚妥拉明解救的正确方法是（　　　）

    A. 静脉注射　　　　　　　　　　　　　B. 静脉滴注

    C. 局部肌内注射　　　　　　　　　　　D. 局部皮下浸润注射

39. 普萘洛尔的药理学特点是（　　　）

    A. 口服生物利用度个体差异大　　　　　B. 阻断 β 受体强度最高

    C. 没有膜稳定作用　　　　　　　　　　D. 有内在拟交感活性

40. 给予家兔肾上腺素后，血压会（　　　）

    A. 降低　　　　　　　　　　　　　　　B. 升高

    C. 先升高后降低　　　　　　　　　　　D. 先降低后升高

41. 先给予家兔酚妥拉明，再给去甲肾上腺素，血压会（　　　）

    A. 降低　　　　　　　B. 升高　　　　　　　C. 先升高后降低　　　　D. 不变

42. 给予普萘洛尔后，异丙肾上腺素的降压作用可出现（　　）
    A. 血压升高　　　　　　　　　　　　B. 血压进一步降低
    C. 血压先升后降　　　　　　　　　　D. 降压作用减弱

43. 可翻转肾上腺素升压效应的药物是（　　）
    A. β受体阻断药　　　　　　　　　　B. M受体阻断药
    C. N受体阻断药　　　　　　　　　　D. α受体阻断药

44. 给予酚妥拉明后，再给予肾上腺素，可出现（　　）
    A. 血压升高　　　　　　　　　　　　B. 血压下降
    C. 血压不变　　　　　　　　　　　　D. 血压先降后升

45. 有机磷酸酯类中毒的症状中，不属于M样症状的是（　　）
    A. 瞳孔缩小　　　　　　　　　　　　B. 流涎、流泪、流汗
    C. 腹痛、腹泻　　　　　　　　　　　D. 肌震颤

46. 下列属于胆碱酯酶复活药的是（　　）
    A. 新斯的明　　　B. 加兰他敏　　　C. 氯解磷定　　　D. 毒扁豆碱

47. 给予小鼠腹腔注射醋酸溶液，可刺激腹膜引起持久的疼痛，出现"扭体"反应，其表现不包括（　　）
    A. 腹部内凹　　　　　　　　　　　　B. 躯干与后肢伸张
    C. 舔后足　　　　　　　　　　　　　D. 臀部高起

48. 与吗啡的镇痛机制有关的是（　　）
    A. 阻断阿片受体　　　　　　　　　　B. 激动中枢阿片受体
    C. 抑制中枢前列腺素合成　　　　　　D. 抑制外周前列腺素合成

49. 解热镇痛药的镇痛机制是（　　）
    A. 激动中枢阿片受体　　　　　　　　B. 阻断中枢阿片受体
    C. 促进外周前列腺素合成　　　　　　D. 抑制外周前列腺素合成

50. 有关解热镇痛药镇痛作用的叙述，正确的是（　　）
    A. 镇痛效力强于吗啡　　　　　　　　B. 镇痛效力弱于吗啡
    C. 可用于急性锐痛　　　　　　　　　D. 可用于内脏绞痛

51. 下列关于用热板法评价药物的镇痛作用的叙述，错误的是（　　）
    A. 不能用雄性小鼠　　　　　　　　　B. 性别不拘，雌雄均可
    C. 反应指标为舔后足　　　　　　　　D. 热板温度不宜过高，以免烫伤

52. 骨折剧痛应选用的止痛药是（　　）
    A. 可待因　　　B. 吲哚美辛　　　C. 哌替啶　　　D. 阿司匹林

53. 哌替啶不宜用于慢性钝痛，主要原因是（　　）
    A. 治疗量即有抑制呼吸作用　　　　　B. 对钝痛的效果不如其他镇痛药
    C. 连续反复多次应用会成瘾　　　　　D. 可引起体位性低血压

54. 胆绞痛患者最好选用(　　)

   A. 阿托品 　　　　　　　　　　　　　　B. 哌替啶

   C. 氯丙嗪 + 阿托品 　　　　　　　　　 D. 哌替啶 + 阿托品

55. 哌替啶的镇痛机制是(　　)

   A. 阻断阿片受体 　　　　　　　　　　　B. 激动中枢阿片受体

   C. 抑制中枢前列腺素合成 　　　　　　　D. 抑制外周前列腺素合成

56. 对哌替啶成瘾者可迅速诱发戒断症状的药物是(　　)

   A. 哌替啶 　　　　B. 曲马朵 　　　　C. 纳洛酮 　　　　D. 美沙酮

57. 吗啡可用于(　　)

   A. 胃肠绞痛 　　　B. 分娩阵痛 　　　C. 颅脑外伤疼痛 　　　D. 癌症剧痛

58. 不属于哌替啶禁忌证的是(　　)

   A. 分娩止痛 　　　　　　　　　　　　　B. 支气管哮喘

   C. 颅脑损伤所致颅内压增高的患者 　　　D. 肝功能严重减退者

59. 下列不会产生成瘾性的药物是(　　)

   A. 巴比妥类 　　　B. 苯二氮草类 　　　C. 吗啡 　　　D. 阿司匹林

60. 苯妥英钠不宜用于(　　)

   A. 癫痫大发作 　　　　　　　　　　　　B. 癫痫局限性发作

   C. 癫痫小发作 　　　　　　　　　　　　D. 癫痫精神运动性发作

61. 能有效治疗癫痫大发作而又无催眠作用的药物是(　　)

   A. 地西泮 　　　B. 苯巴比妥 　　　C. 乙琥胺 　　　D. 苯妥英钠

62. 苯妥英钠抗癫痫作用的主要机制是(　　)

   A. 抑制病灶本身的异常放电 　　　　　　B. 稳定神经细胞膜

   C. 抑制脊髓神经元 　　　　　　　　　　D. 具有肌肉松弛作用

63. 苯妥英钠在体内药代动力学的特点为(　　)

   A. 低于 $10\mu g/mL$ 时,按照一级动力学消除

   B. 血浆蛋白结合率低

   C. 以原形从肾脏排泄为主

   D. 口服吸收迅速而完全

64. 下列有关苯妥英钠的叙述,错误的是(　　)

   A. 治疗某些心律失常有效 　　　　　　　B. 刺激性大,不宜肌内注射

   C. 能引起牙龈增生 　　　　　　　　　　D. 对癫痫病灶的异常放电有抑制
   作用

65. 能诱导肝药酶,易与其他药物产生相互作用的药物是(　　)

   A. 苯妥英钠 　　　B. 丙戊酸钠 　　　C. 氯硝西泮 　　　D. 乙琥胺

66. 给予小鼠戊巴比妥钠后,会出现的反应不包括(　　)

   A. 呼吸加快 　　　　　　　　　　　　　B. 呼吸抑制

C. 麻醉   D. 翻正反射消失

67. 按利尿作用的强弱，呋塞米属于（　　　）

A. 中效利尿剂   B. 高效利尿剂

C. 低效利尿剂   D. 脱水剂

二、名词解释

1. 质反应   2. LD_{50}

3. 治疗指数   4. 肾上腺素升压作用的翻转

5. 内在拟交感活性   6. 成瘾性

7. 痛阈   8. 惊厥

三、简答题

1. 一份完整的实验报告包括哪些内容？

2. 简述半数致死量的定义及其意义。

3. 试述阿托品的药理作用及临床应用。

4. 阿托品化的体征有哪些？阿托品化后应如何选择药物？

5. 肾上腺素和去甲肾上腺素对心血管的作用有何不同？

6. 简述多巴胺的主要临床用途及其相应的药理学机制。

7. 简述异丙肾上腺素对心脏、血管和支气管的作用。

8. β 受体阻断药的药理作用和临床应用有哪些？

9. 为何普萘洛尔长期应用时不可突然停药？

10. 简述苯妥英钠的药理作用、作用机制和临床应用。

11. 常用的抗惊厥药有哪些？

12. 如何设计实验来判断受试药是否有镇痛作用？

四、用药案例分析

（一）学习用药分析指导流程

案例 1

患者，男，66 岁，被医院确诊为"左肺肿瘤并肺内转移"。咳嗽、胸痛剧烈，服用去痛片（解热镇痛抗炎药复方制剂）2 天，疼痛未见缓解，换用硫酸吗啡控释片（美施康定），疼痛缓解。之后因胸痛，患者擅自服用硫酸吗啡控释片 6 片，出现恶心、呕吐、血压降低、嗜睡、反应迟钝、呼吸浅慢、双瞳孔缩小呈针尖样，急予呼吸兴奋剂及升压药，20 分钟后，患者呼吸稍好转，仍昏迷；给予纳洛酮后，患者神志清楚，血压 90/60mmHg；1 小时后，血压 110/70mmHg，呼吸 22 次/分。

用药指导分析：

（1）患者为癌性疼痛，予解热镇痛药。解热镇痛药的镇痛作用为抑制前列腺素合成酶（环氧酶），抑制前列腺素的合成，主要于外周发挥镇痛作用，可用于轻、中度疼痛，且无成瘾性，因此本例患者首先应选用该类药物镇痛。

（2）患者为剧烈癌痛，予解热镇痛药未见缓解，改用硫酸吗啡。吗啡可激活阿片受体，抑制痛觉冲动的传导，为作用于中枢的镇痛药，因有成瘾性，故主要用于其他药无效的急性锐痛。因此，本例患者的剧烈癌痛予解热镇痛药无效后，改用吗啡，并缓解了疼痛。

案例问题：解热镇痛药和镇痛药的镇痛作用特点与临床应用有何区别？

（3）患者擅自大剂量用药，出现的反应为吗啡的急性中毒反应（严重的呼吸抑制，甚至可致死亡），因此医生除对症给予升压药外，还使用了呼吸兴奋剂，改善了呼吸抑制。

（4）吗啡的急性中毒反应未完全好转，予纳洛酮后好转。纳洛酮为阿片受体的拮抗剂，能迅速对抗吗啡等阿片类药物中毒引起的呼吸抑制、血压下降和中枢抑制症状，临床主要用于阿片类药物中毒的抢救。因此，本例给予纳洛酮后，患者病情好转。

案例问题：吗啡的主要不良反应有哪些？急性中毒的解救措施是什么？纳洛酮为什么能解救吗啡中毒的患者？

案例 2

患者，男，48 岁，因工作繁忙、心理压力大而患有高血压多年，既往有支气管哮喘病史。近日因劳累过度和精神抑郁而出现头晕、头痛等症状，伴有心悸、胸闷等，到私人诊所就医，被诊断为"高血压、心动过速（早期心衰）"，予氢氯噻嗪和普萘洛尔（心得安）口服。经上述治疗后，患者高血压的症状明显好转，但出现了呼吸困难、面色发绀等表现，遂到医院就诊。医生嘱其停用心得安，使用沙丁胺醇（舒喘灵）气雾剂喷喉后，上述症状及体征得以缓解。

案例问题：在案例 2 上，先顺序标出疾病诊断、所有药物及相关治疗，然后逐条参考案例 1 的条件进行分析。

（二）抗菌药物合理应用案例分析

案例 1

患者，女，32 岁，因尿频、尿急和尿痛，伴上腹部饱胀不适到医院就诊。经检查，首诊医生做出的诊断是急性泌尿系感染和慢性胃炎，给予头孢唑啉钠及阿托品片口服；因患者伴有慢性胃炎症状，故同时给予胃炎胶囊口服。服药 3 天后，患者出现排尿不畅、小便带血等表现，经医院复诊，医生考虑为头孢唑啉钠和胃炎胶囊联用所致的肾功能损害（轻度），即停用上述二药，改用阿莫西林胶囊和胃友双层片（维 U 颠茄铝镁片），并嘱患者多喝白开水。调整药物 1 天后，患者症状消失，2 天后恢复正常。

案例问题：请分析出现不良反应的原因，列举联合用药不良反应增强的案例。

案例 2

患者，女，57 岁，耳部感染（慢性中耳炎），高黏血症。处方如下：

罗红霉素　　　　　150mg　　　2 次/天 ×7

阿司匹林　　　　　100mg　　　1 次/天 ×7

案例问题：请分析该处方用药是否合理。

案例3

患者，男，58岁，患糖尿病15年，咳嗽月余。2周前患感冒，此后患者一直感觉周身无力及发热，下午体温偏高，有时发现痰中带血，胸部X线片显示患者已染上肺结核。用药：

利福平	450mg	1次/天 ×14
异烟肼	300mg	1次/天 ×14
格列齐特	80mg	3次/天 ×14

患者用药后状况：经2周抗结核治疗后，原有症状（如咳嗽、低热）开始好转，但患者食欲逐渐减退，出现饭后恶心、肝区疼痛、肝肿大等症状和体征，转氨酶升高，血糖失控，从7.2mmol/L升至8.5mmol/L。

案例问题：请分析用药后不良状况产生的原因。

（三）地高辛用药案例分析

患者，女，22岁，因心悸、气短、水肿和尿少而被诊断为风湿性心脏瓣膜病伴慢性充血性心功能不全。住院后，口服氢氯噻嗪50mg，每日2次；地高辛0.25mg，每8小时1次，当总量达到2.25mg时，心悸、气短好转，脉搏减慢至70次/分，尿量增多，水肿开始消退，食欲增加。此后，地高辛0.25mg，每日1次口服；氢氯噻嗪25mg，每日2次口服。在改维持量后的第4天开始，患者出现食欲减退、恶心、头痛、失眠；第6天出现了脉搏不规则、心律不齐，并有期前收缩；心电图示室性期前收缩，形成二联律，被诊断为地高辛中毒。

案例问题：（1）本例地高辛中毒的表现、诱发原因是什么？
　　　　　（2）地高辛中毒应如何预防与治疗？

（四）糖皮质激素用药案例分析

案例1

患儿，男，10岁，学生，因全身水肿、蛋白尿和血浆蛋白降低而被诊断为单纯性肾病综合征。开始时口服强的松20mg，每日3次；几天后改为口服地塞米松3mg，每日3次，直到第8周开始改为每日8.25mg，清晨顿服，此后未再减量；第13周时，患儿突然中断说话，眼睑与面肌抽动，随即意识丧失，全身肌肉痉挛，口唇发绀，口吐白沫，诊断为糖皮质激素诱发癫痫发作，经用地西泮、苯巴比妥及水合氯醛等抗惊厥药及脱水药，45分钟后癫痫发作停止，神志逐渐恢复。以往无癫痫病史。

案例问题：糖皮质激素为何能诱发癫痫发作？

案例2

患者，男，46岁，工人，因发热、心慌、血沉100mm/h而被诊断为风湿性心肌炎。患者既往无高血压及溃疡病史。入院后，接受抗风湿治疗，予强的松，每天30~40mg，口服；用药至第12天，血压上升至150/100mmHg；用药至第15天，出现上腹部不适并有压痛；第 24 天时，发现黑便；第 28 天时，出现大量呕血，血压 70/50mmHg，呈休克状态，被诊断为糖皮质激素诱发高血压和胃溃疡出血。迅速给予输血 1600mL 后，进行剖腹探查，术中发现胃内有大量积血，胃小弯部有溃疡，立即行胃次全切除术，术后停用糖皮质激素，改用其他药物治疗。

案例问题：糖皮质激素为何能诱发高血压及胃溃疡出血？应用糖皮质激素时应注意哪些问题？

案例 3

患者，女，34 岁，干部。因反复发生的皮肤瘀点、鼻出血和血小板减少，被诊断为原发性血小板减少性紫癜。住院后，接受强的松治疗，每次 10mg，每天 3 次。服药半月后，患者皮肤出血点明显减少，不再发生鼻出血，血小板数上升至 $90 \times 10^9/L$。用药至第 19 天，患者突然出现寒战、高热、咳嗽、呼吸急迫，X 线胸片发现两肺布满大小均匀一致的粟粒状阴影，痰涂片示抗酸杆菌阳性，血沉 70mm/h，被诊断为糖皮质激素诱发的急性粟粒型肺结核。

案例问题：糖皮质激素为何能诱发粟粒型肺结核？

（五）甲亢用药案例分析

患者，女，39 岁，因烦躁不安、畏热、消瘦 2 月余前来就诊。患者于 2 个月前因工作紧张，烦躁性急，常因小事与人争吵，难以自控，虽着衣不多，但仍感燥热多汗，在别处就诊时曾服用安神药物，收效不明显。自发病以来，饭量有所增加，体重却较前减轻，睡眠不好，常需服用安眠药才能入睡；大便成形，每日 2 次；小便无异常；近 2 月来，月经量较前减少。患者既往体健，无结核和肝炎病史，家族中无精神病或高血压患者。查体：体温 37.2℃，心率 92 次/分，呼吸 20 次/分，血压 130/70mmHg。发育营养佳，神情稍激动，眼球略突出，眼裂增宽，瞬目减少。两叶甲状腺可触及轻度肿大、均匀，未扪及结节，无震颤及杂音，浅表淋巴结不大。心、肺（-），腹软，肝、脾未及。经进一步做实验室检查后，被诊断为甲状腺功能亢进症（原发性）。

治疗措施：

（1）一般治疗：①保证适当休息，避免情绪激动，给予高热量以及富含糖类、蛋白质和 B 族维生素的饮食。②睡前口服安定 10mg。

（2）丙硫氧嘧啶，300mg/d，分 3 次服。

案例问题：丙硫氧嘧啶的不良反应及用药须知有哪些？

附：参考答案

一、单选题

1. C　2. A　3. D　4. C　5. C　6. D　7. B　8. A　9. C　10. D　11. D　12. B　13. B　14. B　15. C　16. B　17. D　18. B　19. A　20. B　21. B　22. C　23. A　24. C

25. D 26. D 27. C 28. B 29. B 30. D 31. A 32. A 33. C 34. B 35. A

36. D 37. C 38. D 39. A 40. B 41. B 42. D 43. D 44. B 45. D 46. C

47. C 48. B 49. D 50. B 51. A 52. B 53. C 54. D 55. B 56. C 57. D

58. A 59. D 60. C 61. D 62. B 63. A 64. D 65. A 66. A 67. B

二、名词解释

1. 质反应：有些药物的药理效应只能用全或无、阳性或阴性来表示，称为质反应，如死亡与生存、惊厥与不惊厥等。

2. LD_{50}：指能引起50%的动物死亡的药物剂量，是药物一个非常重要的参数。

3. 治疗指数：可用来表示药物的安全性，一般治疗指数越大，药物越安全。

4. 肾上腺素升压作用的翻转：使用 α 受体阻断药（如酚妥拉明等）会取消肾上腺素激动 α 受体收缩血管的作用，肾上腺素激动 $β_2$ 受体的扩血管作用便会得以充分表现，可引起血压下降，此现象称为肾上腺素升压作用的翻转。

5. 内在拟交感活性：有些 β 受体阻断药与 β 受体结合后除能阻断 β 受体外，还对 β 受体具有部分激动作用，称为内在拟交感活性（ISA）。

6. 成瘾性：连续应用（一般在2周以上）某些药物后，可使机体逐渐对之产生强烈嗜好，一旦停药，会产生严重症状的特性，称为成瘾性。

7. 痛阈：当各种能引起疼痛的刺激在其刺激强度非常微弱时，并不令人感到疼痛；当刺激达到一定强度时，机体才能感到疼痛。所谓"痛阈"，是指引起疼痛的最低刺激量。

8. 惊厥：俗称抽筋、抽风、惊风，也称抽搐，表现为阵发性四肢和面部肌肉抽动，多伴有两侧眼球上翻、凝视或斜视，神志不清，有时可伴有口吐白沫或嘴角牵动、呼吸暂停、面色发绀，发作时间多在3~5分钟，有时可反复发作，甚至呈持续状态。

三、简答题

1. 答：一份完整的实验报告应包括实验名称、实验目的、实验用品、实验步骤、实验现象（或实验结果）、实验分析等。

2. 答：半数致死量（LD_{50}）是指能引起50%的动物死亡的药物剂量，是药物一个非常重要的参数。该指标是对药品安全性的评估。通常将药物的半数致死量与半数有效量的比值称为治疗指数，用以表示药物的安全性，一般指数越大，药物越安全。

3. 答：阿托品的药理作用包括以下几个方面。

(1) 阻断 M 胆碱能受体：①抑制腺体分泌；②扩瞳；③解除内脏平滑肌痉挛；④解除迷走神经对心脏的抑制。

(2) 扩张血管。

(3) 兴奋中枢神经系统。

阿托品的临床应用：缓解内脏绞痛，抑制腺体分泌，应用于眼科疾病，抗缓慢型心律失常，抗休克等。

4. 答：阿托品化的体征通常包括以下几个方面。①瞳孔较之前扩大，不再缩小；②流涎、流涕停止或明显减少；③面颊潮红，皮肤干燥；④心率加快且心脏搏动有力；⑤肺部啰音明显减少或消失。

达到阿托品化后，若患者出现瞳孔扩大、神志模糊、狂躁不安、抽搐、昏迷和尿潴留等，提示出现了阿托品中毒，应停用阿托品，此时可用毛果芸香碱进行拮抗，而不能用新斯的明、毒扁豆碱等胆碱酯酶抑制药，以免加重有机磷酸酯类中毒的症状。

5. 答：肾上腺素会使心率加快，心肌收缩能力增强，心内兴奋传到加强，从而使心输出量增加，故肾上腺素主要用于强心。去甲肾上腺素会使全身血管广泛收缩，动脉血压升高，而血压升高又可以使压力感受器反射活动增强，由于压力感受器反射对心脏的效应超过去甲肾上腺素对心脏的效用，因此可引起心率减慢，故去甲肾上腺素主要用于升压。

6. 答：(1)治疗休克。多巴胺能增加心肌收缩力、升高血压、改善肾功能，可用于感染性休克、出血性休克及心源性休克，对伴有心肌收缩力减弱及尿量减少的休克患者最为适用。应用时，应先补充血容量。

(2)治疗急性肾衰竭。多巴胺与利尿药合用，可改善肾功能、增加尿量。

7. 答：异丙肾上腺素对心脏、血管和支气管的作用分别如下。

(1)兴奋心脏：可使心肌收缩力增强、心率加快、传导加速，常用于心搏骤停和房室传导阻滞。

(2)扩血管：可使骨骼肌血管扩张，改善微循环，常用于抗休克，但要注意补足血容量。

(3)扩张支气管：能激动支气管平滑肌 β 受体，使支气管平滑肌舒张，其作用比肾上腺素略强，同时也具有抑制组胺等过敏介质释放的作用，常用于控制支气管哮喘急性发作，采用舌下或喷雾给药，疗效快而强。但因其易引起心悸，且易产生耐受性，故近年已少用。

8. 答：β 受体阻断药的药理作用如下。

(1)β 受体阻断作用：①心血管系统；②支气管平滑肌；③代谢；④肾素。

(2)内在拟交感活性。

(3)膜稳定性。

β 受体阻断药的临床应用：心律失常、心绞痛和心肌梗死、高血压、充血性心力衰竭等。

9. 答：普萘洛尔不能突然停药的原因与受体向上调节有关。

10. 答：苯妥英钠的药理作用及作用机制：苯妥英钠虽对癫痫病灶异常高频放电无抑制作用，但能抑制 Na^+ 和 Ca^{2+} 内流，稳定膜电位，导致动作电位不易产生。这种作用除与其抗癫痫有关外，也是治疗三叉神经痛等中枢疼痛综合征和抗心律失常的药理学基础。大剂量的苯妥英钠还能抑制 K^+ 外流，延长动作电位时程和不应期，抑制异常高频放电的扩散，从而达到治疗作用。

苯妥英钠的临床应用：①治疗癫痫大发作和部分局限性发作的首选药，对小发作（失神性发作）无效；②治疗三叉神经痛和舌咽神经痛等中枢疼痛综合征；③可作为治疗强心苷中毒所致的室性心律失常的首选药。

11. 答：常用的抗惊厥药有苯二氮䓬类药物、巴比妥类药物、水合氯醛、硫酸镁。

12. 答案略。

四、用药案例分析

答案略。

第三部分　病理生理学实验习题

一、单选题

1. 下列手术器械的用法，错误的是（　　　）

   A. 剪除蟾蜍的皮肤、骨骼用粗剪　　　　B. 剪神经、动脉用眼科剪

   C. 分离家兔颈部迷走神经用玻璃分针　　D. 动脉出血止血用止血钳

2. 家兔实验中常用的麻醉方法是（　　　）

   A. 乙醚吸入麻醉　　　　　　　　　　　B. 腹腔注射氨基甲酸乙酯

   C. 静脉注射氨基甲酸乙酯　　　　　　　D. 静脉注射利多卡因

3. 小鼠最常用的处死方法是（　　　）

   A. 空气栓塞法　　　　　　　　　　　　B. 注射麻醉法

   C. 颈椎脱臼法　　　　　　　　　　　　D. 断头法

4. 两栖类动物实验中常用的生理盐溶液是（　　　）

   A. 生理盐水　　　　　　　　　　　　　B. 乐氏液

   C. 台氏液　　　　　　　　　　　　　　D. 任氏液

5. 下列属于等渗液的是（　　　）

   A.5% 氯化钠溶液　　　　　　　　　　　B.10% 葡萄糖溶液

   C.0.9% 氯化钠溶液　　　　　　　　　　D.0.9% 葡萄糖溶液

6. 兔的正确捉持方法为一手抓住（　　　），另一手托其臀部，使兔呈坐位姿势。

   A. 双耳　　　　　　　　　　　　　　　B. 颈背部皮肤

   C. 头部　　　　　　　　　　　　　　　D. 双上肢

7. 在急性动物实验的基本操作技术中，分离血管与神经时应遵循的分离原则是（　　　）

   A. 先血管后神经，先细后粗　　　　　　B. 先血管后神经，先粗后细

   C. 先神经后血管，先细后粗　　　　　　D. 先神经后血管，先粗后细

8. 剪肌肉时，禁用的器械是（　　　）

   A. 弯剪　　　　　B. 直剪　　　　　C. 普通粗剪刀　　　　　D. 眼科剪

9. 常用的止血方法不包括（　　　）

   A. 压迫止血法　　　B. 钳夹止血法　　　C. 结扎止血法　　　D. 降温止血法

10. 为小鼠腹腔注射，说法错误的是（　　　）

    A. 注射时应从左下腹或右下腹进针，避开膀胱

    B. 进针时，以 45° 直接刺入腹腔

    C. 给药前应回抽，判断有无血液或气泡

    D. 腹腔注射给药量一般为 0.010 ~ 0.025mL/g

11. 关于动物手术基本操作的叙述，错误的是(　　　)

　　A. 剥离神经与血管时，应掌握先神经后血管、先粗后细的原则

　　B. 应尽可能使切口与各层组织纤维走向一致

　　C. 肌肉出血时，要把损伤的血管与肌肉组织一起结扎

　　D. 手术过程中应特别注意保持局部的自然解剖位置

12. 下列给药方法中，吸收速度最快的是(　　　)

　　A. 腹腔注射　　　　　B. 灌胃　　　　　C. 皮下注射　　　　　D. 肌内注射

13. 实验中判断小鼠是否进入睡眠状态的指标是(　　　)

　　A. 角膜反射是否消失　　　　　　B. 翻正反射是否消失

　　C. 四肢肌肉是否松弛　　　　　　D. 心跳、呼吸是否减慢

14. 为家兔耳缘静脉注射20%乌拉坦进行全身麻醉时，常用的剂量是(　　　)

　　A. 2.5mg/kg　　　　　B. 5mg/kg　　　　　C. 10mg/kg　　　　　D. 15mg/kg

15. 正常微循环中经常关闭的通路是(　　　)

　　A. 直捷通路　　　　　B. 迂回通路　　　　　C. 动静脉短路　　　　　D. 营养通路

16. 在膀胱插管手术中，错误的操作是(　　　)

　　A. 在耻骨联合上缘做一2~3cm的纵行皮肤切口

　　B. 将膀胱移至腹外

　　C. 选择膀胱顶部血管较少的部位做一小切口

　　D. 在两侧输尿管上穿线，结扎膀胱底部，以避免尿液从尿道流出

17. 在膀胱插管手术中，打开腹腔后最先看到的器官是(　　　)

　　A. 膀胱　　　　　B. 输尿管　　　　　C. 尿道　　　　　D. 肾脏

18. 休克的发生主要是由于(　　　)

　　A. 中枢神经系统在剧烈震荡与打击下由兴奋转入超限抑制

　　B. 血管运动中枢麻痹，小动脉扩张，血压下降

　　C. 重要生命器官低灌流和细胞功能代谢严重障碍

　　D. 血容量减少，回心血量不足，心输出量减少

19. 过敏性休克属于(　　　)

　　A. Ⅰ型变态反应　　　　　　B. Ⅳ型变态反应

　　C. Ⅱ型变态反应　　　　　　D. 混合型变态反应

20. 不会引起心源性休克的是(　　　)

　　A. 大面积心肌梗死　　　　　　B. 严重心律失常

　　C. 急性心肌炎　　　　　　　　D. 充血性心力衰竭

21. 成年人急性失血，若引起休克，则至少一次失血量应超过总血量的(　　　)

　　A. 15%　　　　　B. 40%　　　　　C. 20%　　　　　D. 50%

22. 发生失血性休克时，血压下降早期主要与(　　　)有关。

　　A. 交感神经-肾上腺髓质系统衰竭

B. 低血容量引起回心血量不足，心输出量降低

C. 血管紧张度下降，外周阻力降低

D. 血液灌流不足，微循环血管大量扩张

23. 下列最适于观察尿生成的影响因素的实验动物是(　　)

　　A. 小鼠　　　　　　B. 蟾蜍　　　　　C. 家兔　　　　　D. 蛙

24. 在家兔实验中，最常采用做静脉注射的血管是(　　)

　　A. 颈静脉　　　　　B. 外耳缘静脉　C. 股静脉　　　　D. 耳中央静脉

25. 家兔的正确捉拿方法是(　　)

　　A. 以一手抓住兔的颈部皮肤，将兔提起，用另一手托其臀

　　B. 抓耳提起

　　C. 用手夹住腰背部提起

　　D. 抓住上肢提起

26. 在家兔实验中，判断麻醉成功的标志不包括(　　)

　　A. 呼吸减弱　　　　　　　　　　B. 肌肉松弛

　　E. 角膜反射消失　　　　　　　　D. 心跳减弱

27. 家兔手术操作中如遇到出血，正确的止血方式是(　　)

　　A. 小血管出血时，用浸有生理盐水的纱布按压止血

　　B. 小血管出血时，用浸有生理盐水的纱布擦拭止血

　　C. 较大的血管出血时，用止血钳直接钳夹血管止血

　　D. 小血管出血时，用浸有任氏液的纱布按压止血

28. 家兔的颈动脉鞘内不包括(　　)

　　A. 颈总动脉　　　　B. 颈静脉　　　C. 迷走神经　　　D. 交感神经

29. 在家兔气管插管的手术操作中，错误的是(　　)

　　A. 沿颈部正中线做一个 4~5cm 的切口

　　B. 用止血钳钝性分离皮下组织，暴露气管

　　C. 在环状软骨下方做"T"形切口

　　D. 向肺的反方向插入气管

30. 在家兔颈动脉鞘中，神经是最粗的是(　　)

　　A. 交感神经　　　　B. 迷走神经　　C. 减压神经　　　D. 副交感神经

31. 家兔实验中做动脉插管时，错误的操作是(　　)

　　A. 在结扎线以外(远心端)剪一小口，插入动脉插管

　　B. 在颈动脉下穿两根线备用

　　C. 将动脉夹夹在近心端

　　D. 将动脉远心端结扎

32. 动脉插管内应充满(　　)

　　A. 生理盐水　　　　B. 任氏液　　　C. 肝素生理盐水　D. 纯水

33. 下列关于手术器械的使用，错误的是(　　)

    A. 用手术剪剪开皮肤　　　　　　　　B. 用止血钳钝性分离皮下组织

    C. 用眼科镊夹捏细软组织　　　　　　D. 用眼科剪剪断肌肉

34. 下列手术操作中，错误的是(　　)

    A. 游离剑突时，先摸到剑突，在其表面沿正中线纵行切开皮肤 2~3cm

    B. 进行气管插管时，在颈部做一横切口

    C. 为家兔手术时，一般要钝性分离皮下组织

    D. 做腹部手术时，沿腹白线切开腹壁

35. 颈动脉鞘的正确位置是(　　)

    A. 颈部皮下　　　　B. 心脏附近　　　　C. 气管两侧　　　　D. 气管前端

二、病案讨论

病例 1

    患者，男，52 岁，10 年前因上腹部不适，伴有腹痛及食欲不振住入某医院治疗。住院检查肝大，肋下 1.0cm，肝功能正常，经护肝治疗好转出院。

    4 年前，患者上述症状加重，并伴有皮肤、巩膜黄染，进食时上腹部不适感加剧、腹胀，有时伴有恶心、呕吐、便稀，症状反复持续至今。

    近 4 个月来，患者呈进行性消瘦，四肢无力，面色憔悴，皮肤粗糙，皮肤、巩膜黄染加深，鼻和齿龈易出血，有时会出现血便。3 天前，患者因吃牛肉后出现恶心、呕吐、神志恍惚、烦躁不安急诊入院。

    患者自年轻时起性喜饮酒，每天饮酒量均在 250mL 以上，长年不断。既往无疟疾病史，亦无血吸虫疫水接触史。

    入院查体：神志恍惚，步履失衡，烦躁不安，皮肤、巩膜黄染，腹壁静脉曲张，面部及胸部有蜘蛛痣。腹部稍隆起；肝可触及，质硬，边缘较钝；脾大，肋下 3 指，质较硬，有腹水征。心、肺无特殊发现。食管吞钡 X 线显示食管下段静脉曲张。

    实验室检查：黄疸指数 24.0μmol/L，谷丙转氨酶 120.0U/L，脑磷脂胆固醇絮状试验(＋＋)，麝香草酚浊度试验 15.0U/L，血氨 150.0μmol/L。

    入院后，经静脉注入葡萄糖、谷氨酸钠，酸性溶液灌肠，限制蛋白饮食，补充维生素及大量抗生素等治疗措施后，神志逐渐清楚，病情好转。5 天后，患者大便时突觉头晕、出虚汗、乏力，继而晕厥在厕所中。被发现时，患者面色苍白、脉搏细速、血压下降，经输血、补液抢救后，血压回升，病情似有好转。次日，患者再度出现神志恍惚、烦躁不安、尖叫，检查发现其双手有扑翼样震颤、大便呈柏油样，之后发生昏迷、瞳孔中度散大、对光反射减弱、皮肤及巩膜深度黄染(黄疸指数 60.0μmol/L)，谷丙转氨酶 160.0U/L，血氨 180.0μmol/L。经各种降氨治疗后，血氨降至 107.0μmol/L，但上述症状无明显改善，患者仍处于昏迷状态，随即静脉滴注左旋多巴治疗，症状逐渐减轻，神志缓慢恢复，于住院第 47 天临床症状基本

消失后出院。

讨论：

1. 你对本病的初步印象是什么？有哪些诊断依据？

2. 患者主要临床症状产生的病理学基础是什么？

3. 针对患者主要临床表现所采用的治疗措施，其理论依据何在？

4. 鉴别诊断应主要补充检查哪些项目？

5. 患者出院后的注意事项有哪些？

病例 2

患者，女，22 岁，因"腹痛 9 天、少尿 4 天"来院急诊。患者于 2 周前曾行人工流产术。9 天前，感觉腹痛、胸闷、恶心，呕吐物为胃内容物，腹部持续性隐痛且阵发性加重，在外院对症治疗（具体不详）后病情无好转。4 天前，尿量减少，每天约 50.0mL。患者既往身体健康。

就诊时查体：体温 37.0℃，心率 60 次/分，呼吸 19 次/分，血压 110/75mmHg。意识清楚，皮肤、黏膜、巩膜、结膜、浅表淋巴结、扁桃体、双肺呼吸音无异常。心界向左扩大，心律齐，未闻及杂音。腹平软，全腹轻压痛，以双侧上腹部为著，无反跳痛及肌紧张，肝脏于肋缘下可触及，脾未触及，肝区叩击痛、双肾区叩击痛均为阳性，移动性浊音阴性，双踝部有轻度凹陷性水肿。

实验室检查：血常规示红细胞 3.0×10^{12}/L，血红蛋白 91.0g/L，血小板 151.0×10^9/L，白细胞 11.1×10^9/L，中性粒细胞 0.82，淋巴细胞 0.12；尿常规示红细胞满视野/高倍视野，白细胞 3~5 个/高倍视野，上皮细胞 9~11 个/高倍视野；粪常规示黄色稀便，潜血试验（+）；动脉血气示 pH 7.493，PO_2 14.37kPa，PCO_2 3.00kPa，HCO_3^- 16.9mmol/L，碱剩余 4.1mmol/L；肝功能示丙氨酸氨基转移酶 787U/L，天冬氨酸氨基转移酶 613U/L，总胆红素 33μmol/L，直接胆红素 28μmol/L，血清肌酐 806μmol/L，尿素氮 52.44mmol/L；离子四项示 Ca^{2+} 1.87mmol/L，K^+ 3.8mmol/L，Na^+ 131mmol/L，Cl^- 90mmol/L；凝血功能检查示凝血酶原时间（PT）18.1 秒，凝血酶原活动度（PA）0.46，纤维蛋白原（FIB）6g/L，活化部分凝血激酶时间（APTT）40 秒；心电图示窦性心动过缓，Ⅰ度房室传导阻滞，普遍 T 波低平或倒置；心脏超声示左房增大，二尖瓣、三尖瓣、主动脉瓣轻度反流，少量心包积液；X 线胸片示两肺纹理增粗，心影明显增大，双侧胸腔积液；腹部 B 超检查示肝肿大且呈淤血改变，脾大，双肾实质弥漫性损害，少量腹水。

诊断：多脏器功能障碍综合征（MODS）。

给予维持水、电解质及酸碱平衡，抗感染，利尿，营养支持，制酸，保护肝脏，对症治疗等。2 周后，患者症状明显缓解，各项辅助检查指标较前明显改善或恢复正常出院。

讨论：

1. 该患者出现了几个器官的功能障碍，依据是什么？

2. 该患者 MODS 的发病机制可能是什么？

3. 该患者的呼吸系统有无受损，为什么？

附：参考答案

一、单选题

1. D 2. C 3. C 4. D 5. C 6. B 7. C 8. D 9. D 10. B 11. A 12. A 13. B
14. B 15. C 16. B 17. D 18. C 19. A 20. D 21. C 22. B 23. C 24. B
25. A 26. D 27. A 28. B 29. C 30. B 31. A 32. C 33. D 34. B 35. C

二、病案讨论

答案略。

参考文献

［1］徐淑云，卞如濂，陈修．药理学实验方法学［M］．3 版．北京：人民卫生出版社，2002.

［2］胡忠还，牟阳灵．医学机能学实验教程［M］．3 版．北京：科学出版社，2016.

［3］莫书荣．实验生理科学［M］．北京：科学出版社，2009.

［4］高凤兰，王化修．病理学与病理生理学实验及学习指导［M］．北京：人民卫生出版社，2015.

［5］徐晨，周岐新．人体机能学实验［M］．北京：科学出版社，2013.

［6］周红，魏敏杰．药理学实验指导［M］．北京：中国医药科技出版社，2016.

［7］郭兵，袁英．生理学实验指导与习题集［M］．北京：中国科学技术出版社，2016.

［8］丁晓蓉．药理学实验教程及习题［M］．西安：第四军医大学出版社，2009.